Książka kucharska z przepisami na dania niskowęglowodanowe

100 pysznych posiłków dla zdrowego stylu życia

Albert Nowicki

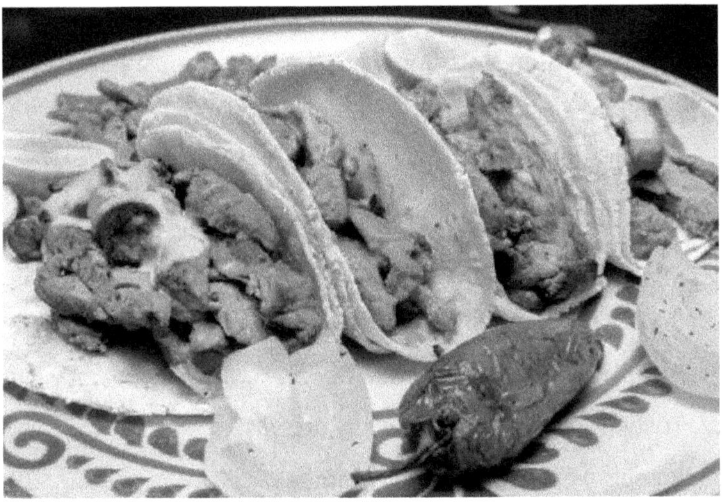

Spis treści

WSTĘP

Oprócz czystego cukru, zbyt dużo węglowodanów odpowiada za niepożądany przyrost masy ciała z rosnącymi boczkami. Jednym z powodów, dla których dieta niskowęglowodanowa jest trwającym trendem. Dieta niskowęglowodanowa (tłumaczenie: mało węglowodanów) polega na drastycznym zmniejszeniu węglowodanów w diecie. Ponieważ tylko wtedy, gdy spożycie cukru i węglowodanów jest zmniejszone, organizm sięga po swoje rezerwy energii (poduszeczki tłuszczowe) i w ten sposób zapewnia redukcję masy ciała w przypadku domniemanego braku pożywienia.

Aby pozbyć się niepopularnych boczków, dieta z przepisami bez węglowodanów lub z ich małą ilością jest szczególnie skuteczna. Należy jednak zauważyć, że istniejące komórki tkanki tłuszczowej opróżniają się tylko podczas diety, a następnie pozostają w organizmie. Jeśli zbyt szybko powrócisz do swojego starego, niezdrowego stylu odżywiania, szybko się zregenerujesz.

Jakie produkty są dozwolone na diecie niskowęglowodanowej?

Gdy tylko zaczniesz jeść zgodnie z metodą low carb, tzn. ilość węglowodanów w jedzeniu zostanie zmniejszona, proporcja tłuszczu i białka, które nie są magazynowane w organizmie w takim samym stopniu, może zostać zwiększona w tym samym czasie. W przeciwieństwie do innych form diety, nie ma deficytu kalorii związanego z uczuciem głodu. Więcej tłuszczu i białka powoduje również dłuższe uczucie sytości. Więc nie bądź głodny, ale zamień cukier i węglowodany na dania wysokobiałkowe, niskowęglowodanowe.

Powinieneś unikać tych produktów

Następujące pokarmy są głównymi winowajcami niechcianego przyrostu masy ciała. Oprócz każdej formy cukru, należą do nich ziemniaki, ryż i wszystkie produkty z mąki pszennej, takie jak makaron, pizza i chleb. Ich niekontrolowane spożycie staje się zauważalne, gdy spożywa się ich zbyt dużo, zamieniając je w cukier, jako niepopularny i często stale rosnący zapas tłuszczu.

Ponadto należy unikać wszelkich form miodu i cukru, dżemów, Nutelli, wszystkich słodyczy, sztucznych słodzików i soków produkowanych przemysłowo w daniach o niskiej zawartości węglowodanów. W przypadku zbóż i warzyw należy unikać ziemniaków, ryżu, wszystkich produktów z mąki pszennej, takich jak pizza, chleb, ciastka, ciasta i makarony, a także wszystkich gotowych produktów wytwarzanych przemysłowo. Ponadto, niektóre szczególnie skrobiowe produkty, takie jak banany, kukurydza, pasternak, słodkie ziemniaki, groszek i musli, nie są koniecznie zalecane.

Jak skuteczna jest dieta niskowęglowodanowa i jak uniknąć efektu jo-jo?

Jeśli chcesz uniknąć przerażającego efektu jojo szybkiego przyrostu masy ciała po diecie redukcyjnej, nieunikniona jest ogólna zmiana nawyków żywieniowych, które pokochałeś. Ważną rolę odgrywa również dostosowanie zachowań żywieniowych do wieku. W podeszłym wieku, w przeciwieństwie do młodszych lat, organizm szybciej gromadzi rozległe rezerwy tłuszczu z powodu zmian hormonalnych. Ścisłe, krótkotrwałe przejście na dietę niskowęglowodanową działa tutaj cuda. Jednak dietetycy odradzają stałą, ścisłą dietę według specyfikacji diety niskowęglowodanowej. Aby uniknąć efektu jojo, zalecają zrównoważoną dietę z około 50% węglowodanów. Dzięki temu nie musisz cały czas rezygnować ze swojego ukochanego pieczywa, ziemniaków i pysznego makaronu.

1. Mojito: Oryginalny przepis

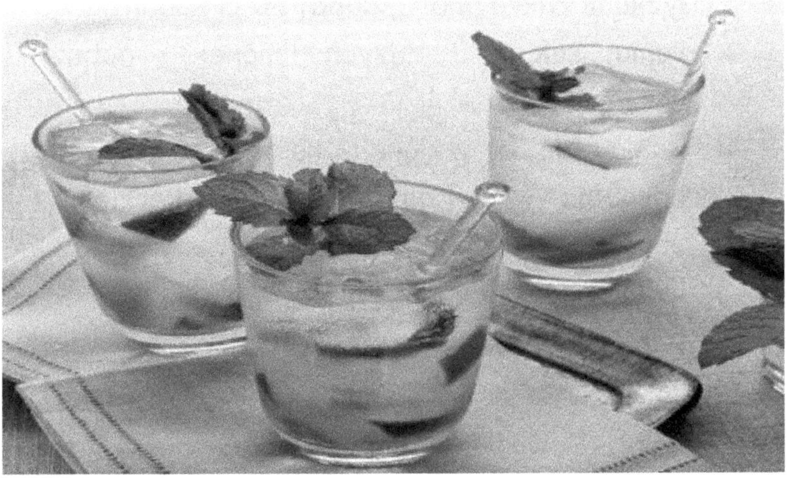

SKŁADNIKI

- 20 listków mięty.
- cukier puder.
- rum kubański
- 3 zielone cytryny.
- woda sodowa

PRZYGOTOWANIE

1. Rozgnieć w pojemniku 20 liści mięty z 5 łyżkami cukru pudru, dodaj 30 cl kubańskiego rumu, sok z 3 dużych limonek i dobrze wymieszaj.
2. Rozlać do 6 szklanek, następnie uzupełnić odrobiną wody gazowanej, np. Perrier, i odrobiną kruszonego lodu.
3. Udekoruj listkami mięty.

2. Ciasteczka rolowane: Podstawowy przepis

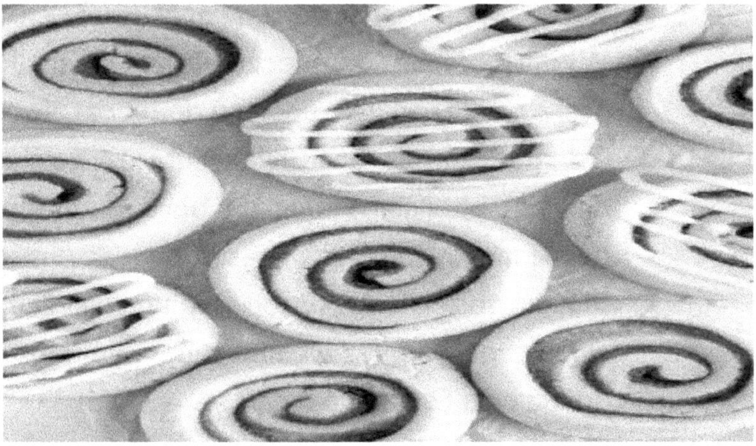

SKŁADNIKI

- 120 g cukru + 1 łyżeczka kawy.
- 4 jajka
- 120 g mąki.
- 25 g roztopionego masła

PRZYGOTOWANIE

1. Rozgrzej piekarnik do temperatury 7/210 °.
2. Wyjmij blachę do pieczenia z piekarnika i połóż na niej arkusz papieru do pieczenia.
3. Oddziel żółtka od białek, ubijaj żółtka z cukrem, aż masa stanie się biała, a następnie dodaj mąkę, cały czas mieszając.
4. Białka ubić na sztywną pianę z łyżeczką cukru, delikatnie wymieszać, wymieszać i dodać rozpuszczone masło.
5. Rozłóż ciasto na papierze do pieczenia za pomocą szpatułki, formując prostokąt.
6. Piecz przez 8 minut, wyjmij ciasteczko z piekarnika, połóż je na blacie, wyłożonym papierem do pieczenia, i przykryj wilgotną ściereczką.
7. Odstawić na 10 minut, zdjąć ściereczkę, obrócić ciasteczko, zwinąć w rulon i owinąć folią, aż do momentu użycia.

3. Makaron z serem o niskiej zawartości tłuszczu

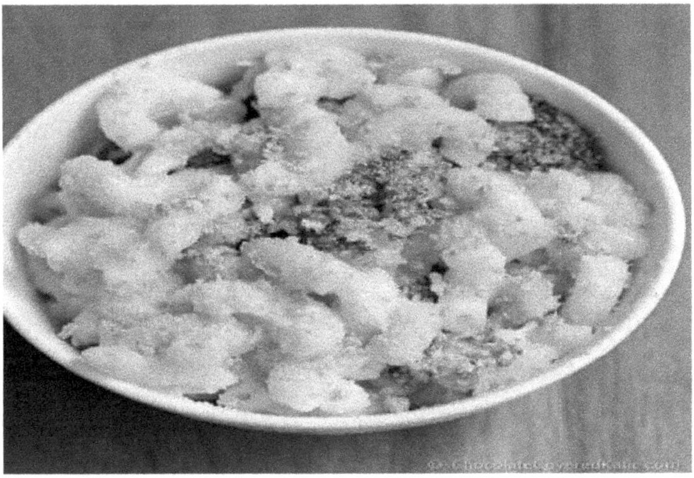

SKŁADNIKI

- .1 1/2 łyżeczki makaronu ugotowanego i odcedzonego.
- 1 mała cebula, posiekana.
- 9 plastrów, 2/3 uncji mocnego, niskotłuszczowego sera cheddar.
- 1 puszka (12 uncji) odtłuszczonego mleka odparowanego.
- 1/2 łyżeczki bulionu z kurczaka o niskiej zawartości sodu.
- 2 1/2 łyżki stołowe mąki pszennej na około
- 1/4 łyżeczki sosu worcestershire.
- 1/2 łyżeczki suchej musztardy.
- 1/8 łyżeczki pieprzu.
- 3 łyżki bułki tartej.

- 1 łyżka (łyżki) margaryny, zmiękczonej

PRZYGOTOWANIE

1. Głębokie naczynie do pieczenia spryskane olejem roślinnym, rozłóż 1/3 makaronu, 1/2 cebuli i sera. Powtarzaj warstwy, kończąc na makaronie. Ubij mleko, bulion, mąkę, musztardę, sos Worcestershire i pieprz, aż się połączą. Zalej warstwy. Wymieszaj bułkę tartą z margaryną, a następnie posyp wierzch. Piecz bez przykrycia w temperaturze 375 stopni przez 30 minut, aż będzie gorące i bulgoczące.

4. Przepis na warzywa

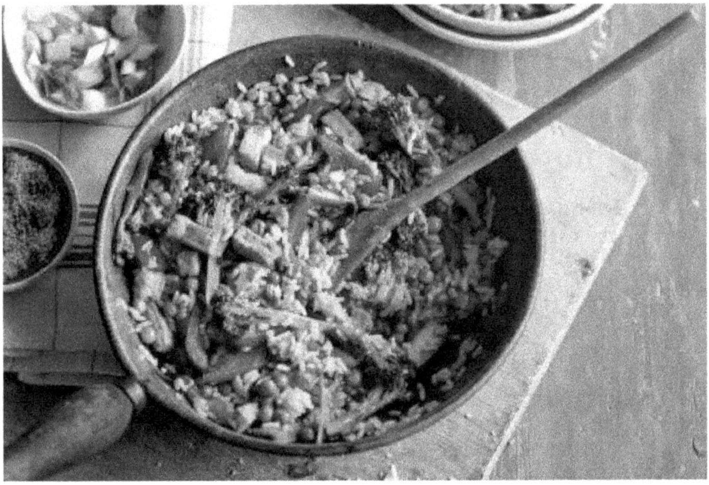

SKŁADNIKI

- .2 cebule.
- 2 marchewki.
- 1 pasternak.
- 1 koper włoski
- .250 g płatków zbożowych.
- oliwa z oliwek.
- kurkuma, sól, pieprz.
- pestki dyni

PRZYGOTOWANIE

1. Podsmaż na średnim ogniu: pokrojoną cebulę , dodaj kurkumę według uznania, dobrze popieprz, następnie dodaj 2 marchewki (tutaj 1 fioletową, 1 żółtą), 1 pasternak, 1 pokrojony w kostkę koper włoski, sól i pieprz, smaż, mieszając od czasu do czasu
2. Ugotuj 1 paczkę płatków (250 g) w osolonej wodzie (np. bulgur quinoa z Monoprix, którą gotujesz w 10 minut), odcedź, przełóż do miski sałatkowej, dopraw 2 łyżkami oliwy z oliwek, posyp warzywami, posyp prażonymi pestkami dyni i smaż przez 3 minuty na patelni.

5. Burgery z sosem śmietanowym i smażoną kapustą

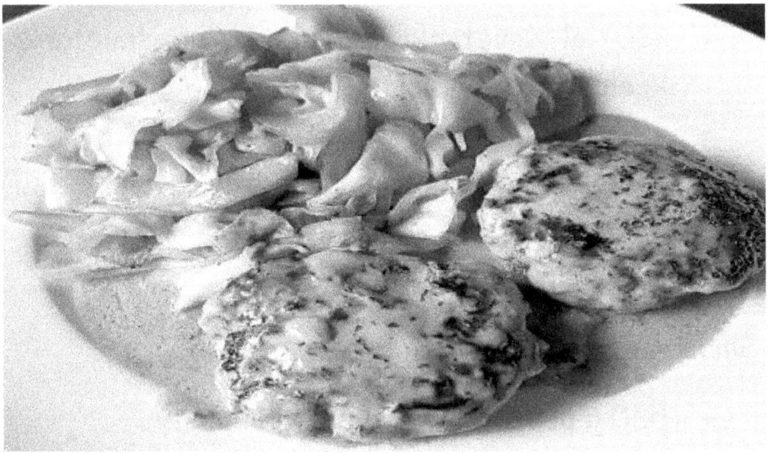

SKŁADNIKI

- Burgery
- 650 g mięsa mielonego
- 1 jajko
- 85 g sera feta
- 1 łyżeczka soli
- $\frac{1}{4}$ łyżeczki mielonego czarnego pieprzu
- 55 g (220 ml) świeżej pietruszki, drobno posiekanej
- 1 łyżka oliwy z oliwek do smażenia
- 2 łyżki masła do smażenia

sos

- 180 ml śmietanki kremówki (lub śmietanki kremówki) do ubicia
- 2 łyżki posiekanej świeżej pietruszki
- 2 łyżki koncentratu pomidorowego lub sosu ajvar
- sól i pieprz

Smażona zielona kapusta

- 550 g poszatkowanej białej kapusty
- 85g masła
- sól i pieprz

Instrukcje

Burgery śmietankowe:

1. Wymieszaj wszystkie składniki na hamburgery i zrób osiem sztuk, dłuższych niż szerszych.
2. Smaż je na średnim ogniu na maśle i oliwie z oliwek przez co najmniej 10 minut lub do momentu, aż kotleciki nabiorą pysznego koloru.
3. Dodaj koncentrat pomidorowy i śmietanę kremówkę do patelni, gdy burgery będą

prawie gotowe. Wymieszaj i pozwól śmietanie się zagotować.

4. Przed podaniem posyp posiekaną natką pietruszki.

Zielona kapusta smażona na maśle:

1. Pokrój kapustę w paski lub zmiksuj ją w malakserze.
2. Rozpuść masło na patelni.
3. Podsmaż poszatkowaną kapustę na średnim ogniu przez co najmniej 15 minut lub do momentu, aż kapusta uzyska pożądany kolor i konsystencję.
4. Mieszaj często i pod koniec zmniejsz nieco ogień. Dopraw do smaku.

6. Przepis jezuicki

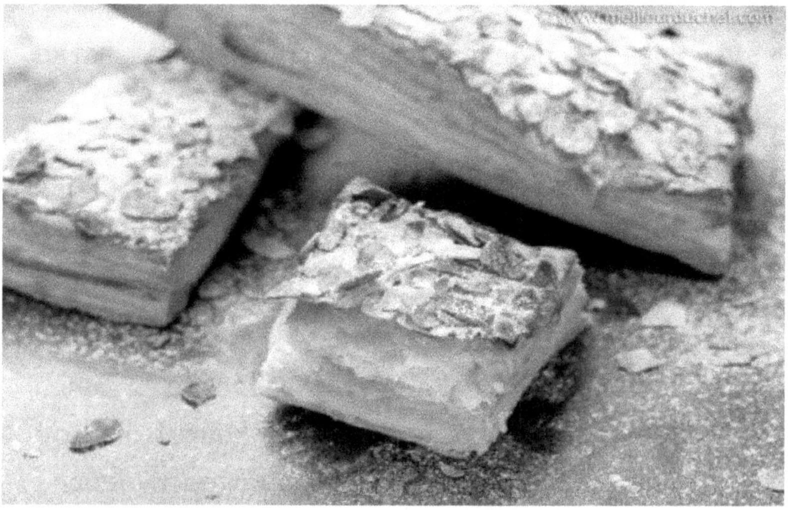

SKŁADNIKI

- 0,50 g proszku migdałowego.
- 50 g cukru.
- 50g masła
- .1 jajko.
- 1 kieliszek(i) likieru rumu

PRZYGOTOWANIE

1. Zrób dwa cienkie paski o szerokości 12 cm.
2. Udekoruj cienką warstwą kremu migdałowego.
3. Zwilż obie krawędzie wodą za pomocą pędzla. Umieść drugą rolkę na górze, dociśnij krawędzie, aby je zespawać.
4. Zrumień powierzchnię jajkiem i posyp migdałami w proszku. Pokrój uzyskany pasek na trójkąty, ułóż na blasze do pieczenia i piecz w gorącym piekarniku.
5. Posyp cukrem pudrem, gdy wyjmiesz ciasto z piekarnika. Zmiękcz masło do kremu, dodaj migdały i cukier w tym samym czasie.
6. Energicznie ubijaj trzepaczką, aby uzyskać piankową kompozycję. Dodaj całe jajko, a następnie rum.

7. Przepis na lody czekoladowe

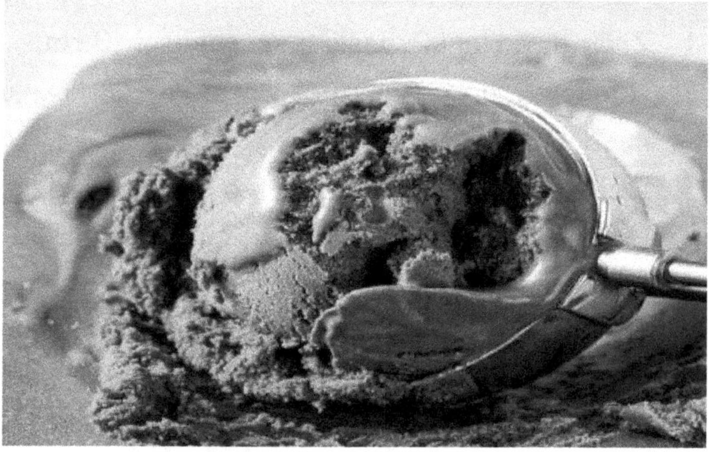

SKŁADNIKI

- .6 żółtek.
- 200 g cukru.
- 1/2 l mleka
- .300 ml płynnej śmietany.
- 100 g niesłodzonego kakao

PRZYGOTOWANIE

1. Aby przygotować przepis na lody czekoladowe:
2. Zagotuj mleko.
3. Ubić żółtka i 150 g cukru, aż mieszanina stanie się biała.
4. Dodaj kakao i wymieszaj.
5. Wlewaj mleko powoli, mieszając, aby uzyskać bardzo płynną mieszankę. Całość podgrzewaj na małym ogniu, aby zgęstniała (bez gotowania).
6. Pozostaw sok do ostygnięcia.
7. Ubić śmietanę i resztę cukru energicznie. Dodać do soku. Turbina

8. Polskie pierogi, przepis domowy

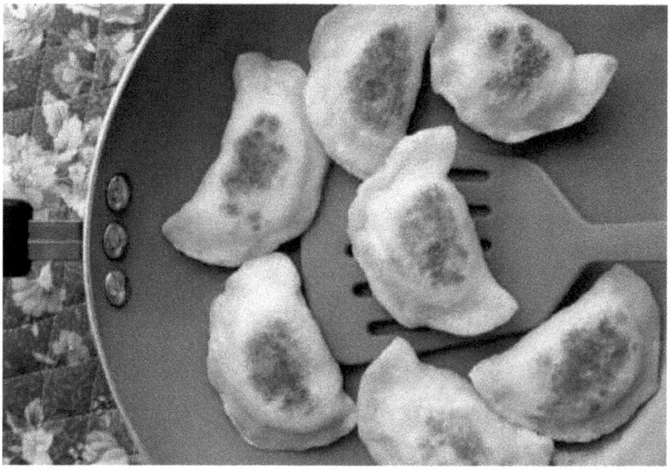

SKŁADNIKI

- 0,2 funta odsączonego twarogu lub sera żółtego.
- 10 ton wody.
- 1 łyżeczka lekko zrumienionej bułki tartej.
- 3 łyżki oleju
- .4 duże jajka, ubite.
- 1 1/2 łyżeczki soli.
- 2 łyżeczki mąki pszennej uniwersalnej plus ilość potrzebna do przygotowania ciasta

PRZYGOTOWANIE

1. W średniej misce rozgnieć ser widelcem. Dodaj jajka, $\frac{1}{2}$ łyżeczki soli, mąkę i wymieszaj, aby powstała pasta. Rozwałkuj ciasto na posypanej mąką stolnicy i podziel na 4 części. Rozłóż każdy kawałek na prostokąt o długości 12 cali i szerokości 2 cali. Pokrój każdy kawałek po przekątnej, aby uzyskać około 10 kawałków. Doprowadź wodę do wrzenia i dodaj 1 łyżeczkę desel. Zmniejsz ogień, aby woda lekko wrzała i zanurz w niej jedną trzecią ravioli. Gotuj na wolnym ogniu bez przykrycia, aż wypłyną na powierzchnię. Wyjmij je łyżką cedzakową, odcedź. Powtarzaj, aż wszystkie pączki będą ugotowane. Podawaj z odrobiną podpieczonej bułki tartej.
2. Wystarczy na około 40 pierogów.

9. Podstawowy przepis na granolę

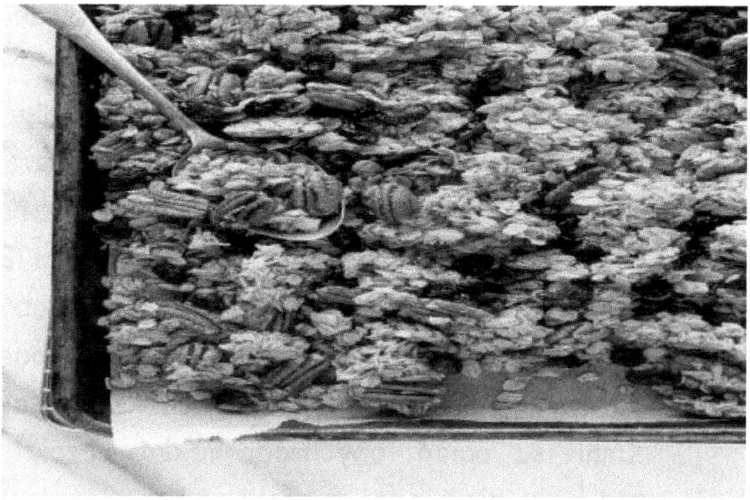

SKŁADNIKI

- .300 g płatków owsianych.
- 100 g całych migdałów.
- 100 g nasion słonecznika.
- 100 g pestek dyni.
- 50 g nasion sezamu.
- 50g suszonych winogron
- .10 cl gorącej wody.
- 50 g płynnego miodu.
- 4 łyżki oleju słonecznikowego tłoczonego na zimno.
- 1 łyżeczka proszku waniliowego.
- 1 mała sól morska

PRZYGOTOWANIE

1. Rozgrzej piekarnik do temperatury 5/150°.
2. Do miski włóż płatki owsiane, nasiona, migdały, rodzynki, sól i wanilię.
3. Wymieszaj gorącą wodę, miód i olej, a następnie wlej do miski.
4. Mieszaj, aż płyn zostanie wchłonięty, a następnie rozłóż mieszankę na blaszce do pieczenia wyłożonej papierem pergaminowym.
5. Gotować przez 30 do 45 minut, mieszając od czasu do czasu. Ostudzić i odłożyć do pudełka.

10. Podstawowy przepis na ciasto

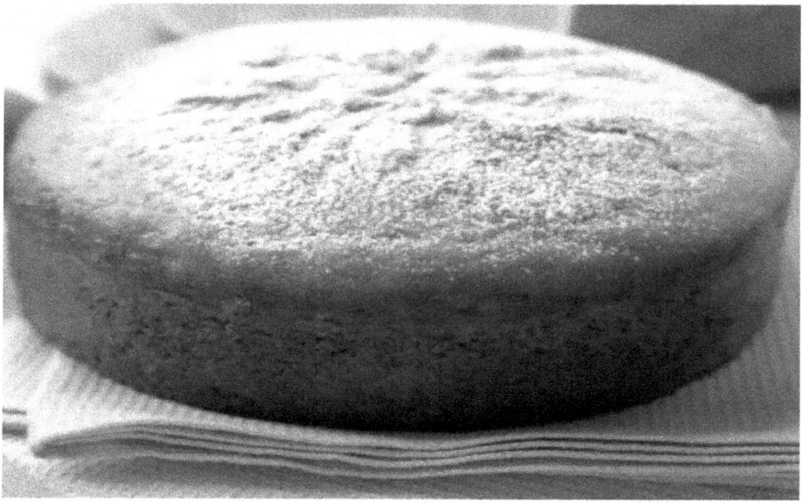

SKŁADNIKI

- .100 g gorzkiej czekolady.
- 200 g masła + 1 orzech.
- 100 g cukru + 1 sztuka.
- 4 jajka. 100 g mąki
- 0,50 g mąki kukurydzianej.
- 30 g niesłodzonego kakao.
- 1 płaska łyżeczka proszku do pieczenia.
- 1 łyżeczka proszku waniliowego lub cynamonu

PRZYGOTOWANIE

1. Włącz piekarnik na 180°C.
2. Posmaruj patelnię masłem i posyp ją odrobiną cukru.
3. Rozpuść połamaną na kawałki czekoladę i masło w mikrofalówce lub kąpieli wodnej.
4. Całe jajka ubić z cukrem, aż mieszanina stanie się biała, a następnie wymieszać z rozpuszczoną czekoladą i masłem.
5. Dodaj mąkę, skrobię kukurydzianą, kakao, proszek do pieczenia, wanilię lub cynamon. Możesz wymieszać to ciasto za pomocą robota kuchennego lub miksera.
6. Wlej do foremki i piecz w piekarniku przez 30 do 40 minut. Czubek noża wbity w środek powinien wyjść prawie suchy.
7. Wyjmij ciasto i pozostaw do ostygnięcia na kratce.

11. Przepis na smardze

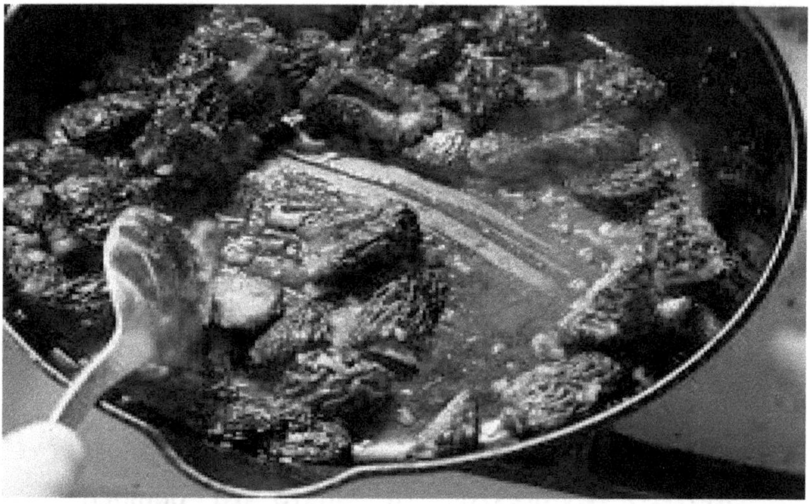

SKŁADNIKI

- .250 g smardzów.
- 2 nerki cielęce.
- 400 g cielęciny rafowej.
- 75 g masła.
- 5 cl koniaku
- .15 cl kwaśnej śmietany.
- 4 obj. z odpowietrznikiem.
- gruba sól.
- pieprz mielony

PRZYGOTOWANIE

1. Usuń ziemistą część ze smardzów, opłucz je w kilku wodach, odsącz i osusz na papierze.
2. Grasice polej strumieniem zimnej wody, blanszuj je przez 5 minut w osolonej wodzie, a następnie odcedź.
3. Otwórz nerki, pokrój je w kostkę i podsmaż na 25 gramach gorącego masła przez 8 minut.
4. Flambirowanie z dodatkiem połowy koniaku.
5. Pokrój grasicę cielęcą i zrumień ją przez 3 minuty w 25 gramach gorącego masła.
6. Pozostałą częścią koniaku flambirujemy, dodajemy połowę crème fraîche, podgrzewamy przez 1 minutę.
7. Smaż smardze na pozostałym maśle przez 10 minut, odcedź je, a następnie dodaj resztę śmietany.
8. Do rondla wlać trzy składniki, sól i pieprz, podgrzewać przez 3 minuty na małym ogniu.
9. Nałóż gorącą potrawę na podgrzane ciasteczka i podawaj na gorąco.

12. Tosty francuskie: podstawowy przepis

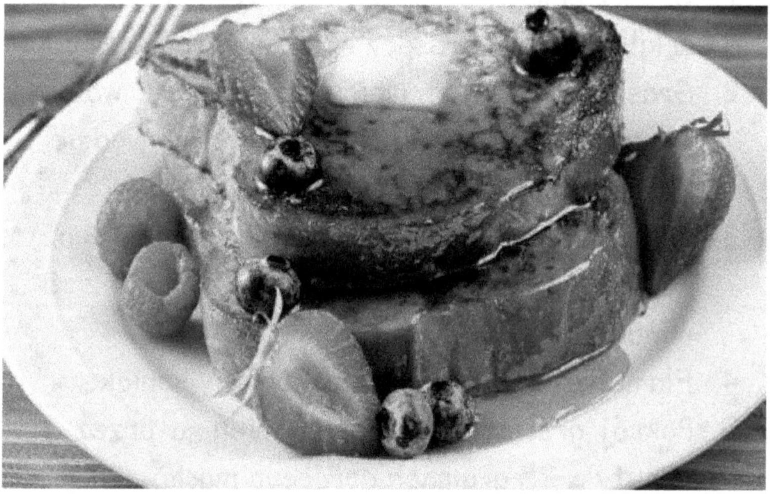

SKŁADNIKI

- 0,50 cl mleka.
- 150 g cukru.
- 1 laska wanilii.
- 3 jajka
- .proszek cynamonowy.
- 50 g masła.
- 10 kromek chleba kanapkowego, czerstwej bagietki, brioszki

PRZYGOTOWANIE

1. Podgrzej mleko, cukier i wanilię przekrojoną na pół i wydrążoną w rondelku, a następnie odstaw pod przykryciem na 10 minut.
2. Rozbij jajka i zrób omlet z 1 odrobiną cynamonu.
3. Rozpuść połowę masła na patelni, zanurz połowę kromek chleba w mleku, a następnie w roztrzepanych jajkach i zrumień na patelni z obu stron przez 6 do 10 minut. Powtórz czynność z pozostałymi kromkami. Podawaj natychmiast.

13. Przepis na ciasteczka czekoladowe

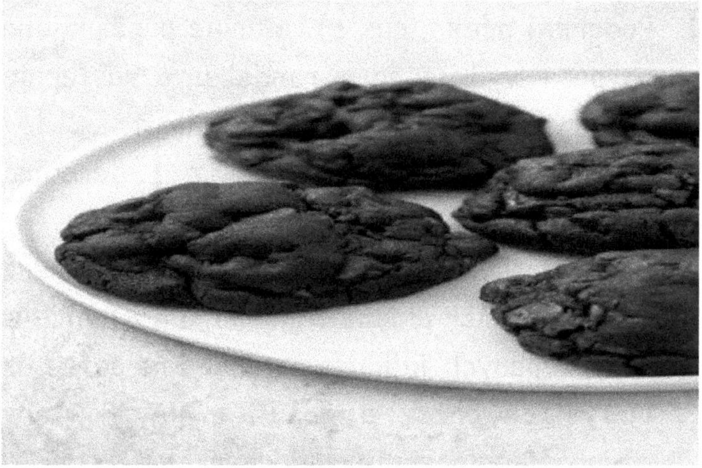

SKŁADNIKI

- 200g czekolady.
- 125g cukru
- 125 g proszku migdałowego.
- 3 białka jaj

PRZYGOTOWANIE

1. Rozgrzej piekarnik do 180°C.
2. Rozpuść czekoladę na małym ogniu.
3. Ubić białka, kontynuować ubijanie, dodając cukier i zmielone migdały.
4. Dodaj czekoladę i wymieszaj.
5. Na blasze do pieczenia uformuj niewielkie kopczyki.
6. Piec przez 15 minut.
7. Smacznego! Smacznego!

14. Escalivada: przepis na piknik

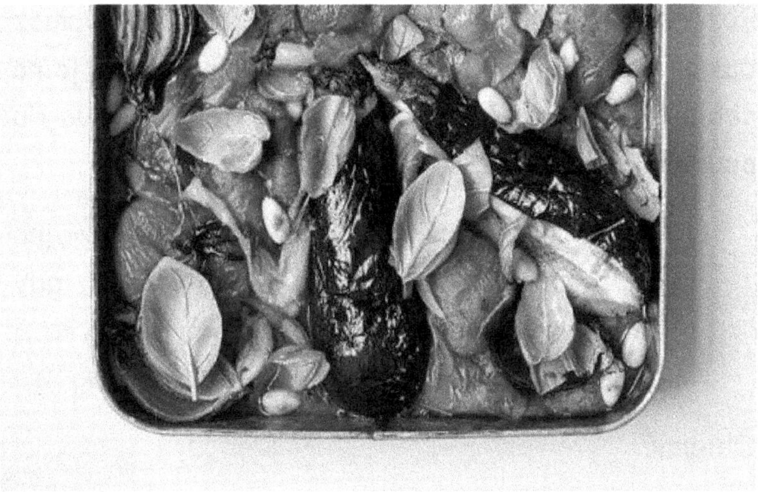

SKŁADNIKI

- .2 bakłażany.
- 2 cukinie.
- 1 zielona papryka.
- 1 czerwona papryka
- .6nowej cebuli.
- 2 dl octu banyuls
- 2 dl oliwy z oliwek.
- sól

Do podania:

- .kromki chleba tostowego
- .filety anchois w oliwie z oliwek

PRZYGOTOWANIE

Rozgrzej piekarnik do 210°C (th. 7). Opłucz bakłażany, cukinię i paprykę, a następnie połóż je na cebuli bez obierania. Wsuń blachę do pieczenia do piekarnika. Policz

1. Od 30 do 50 minut, obracając i obserwując warzywa: bakłażany są ugotowane, gdy zmiękną pod naciskiem palców, papryka i cebula, gdy ich skórka stanie się brązowa.

Obierać

1. Gdy warzywa będą letnie, pokrój paprykę i bakłażany w długie paski, cebulę i cukinię na pół wzdłuż.

Odkładać

1. Warzywa w misce sałatkowej lub szczelnym pudełku. Zalej je olejem i octem. Posól i delikatnie wymieszaj. Podawaj escalivadę w temperaturze pokojowej lub na zimno, z tostowanymi kromkami chleba i filetami anchois.

15. Profiteroles z czekoladą - łatwy przepis

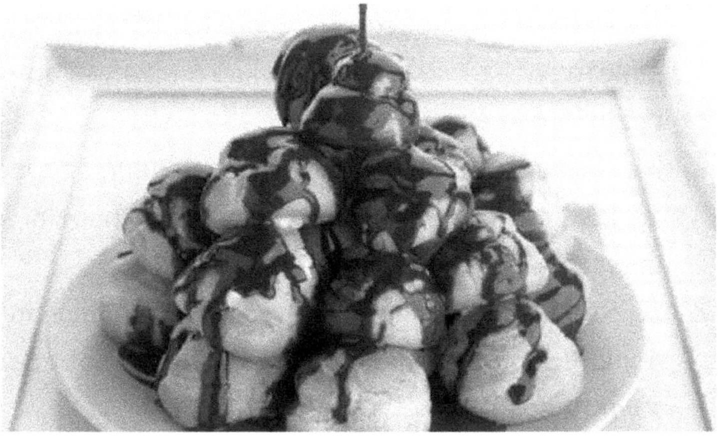

SKŁADNIKI

- .na 40 małych okrągłych kapust.
- gniazdo 1,5 cm.

do kremu cukierniczego:

- krem
- .è 15 cl bitej śmietany.

do sosu czekoladowego :.

- 150 g gorzkiej czekolady.mlecznej

PRZYGOTOWANIE

1. Delikatnie wymieszaj trzepaczką 15 cl bitej śmietany z kremem cukierniczym, aby rozluźnić krem.
2. Następnie przy użyciu rękawa cukierniczego z końcówką o średnicy 1,5 cm napełnij ciastem 40 ptysiów i włóż je do lodówki.
2. 3. Rozpuść czekoladę w rondelku na małym ogniu, dodając mleko, aż powstanie dobrze zwarty sos.
3. Ułóż kapustę w formie piramidy w naczyniu i zalej letnim sosem.
4. Twoje czekoladowe profiterole są gotowe, delektuj się nimi!
5. Odkryj nasz wybór przepisów: przepisy na świąteczne potrawy czekoladowe, przepisy na ciasta czekoladowe, przepisy na słodycze...

16. Tartiflette - przepis z Chalet De Pierres

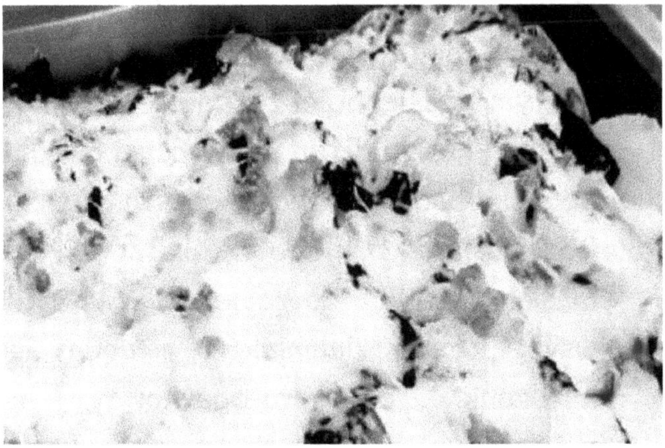

SKŁADNIKI

- 1 kg ziemniaków 1 cebula.
- 200 g smalców 1 rolnik reblochon
- 1 łyżka(i) crème fraîche (opcjonalnie).
- 1 łyżka (łyżek) oleju roślinnego (słonecznikowego, arachidowego)
- 10 g masła

PRZYGOTOWANIE

1. Ugotuj ziemniaki ze skórką w garnku z wrzącą wodą.
2. W tym czasie obierz cebulę i pokrój ją w plasterki, zeszklij ją na gorącym oleju, dodaj boczek i podsmaż całość, często mieszając.
3. Rozgrzej piekarnik do th. 8/220 °. Posmaruj masłem naczynie do zapiekania (lub żeliwne), wsyp połowę ziemniaków i dodaj połowę mieszanki cebulowo-boczkowej, resztę ziemniaków i resztę cebulowo-boczkowej.
4. Wyrównaj powierzchnię, dodaj śmietanę (opcjonalnie) i umieść cały reblochon w środku. Zmiel pieprz i wstaw do piekarnika, aż wierzch tartiflette ładnie się zrumieni. Podawaj natychmiast.

17. Klasyczny przepis na brownie

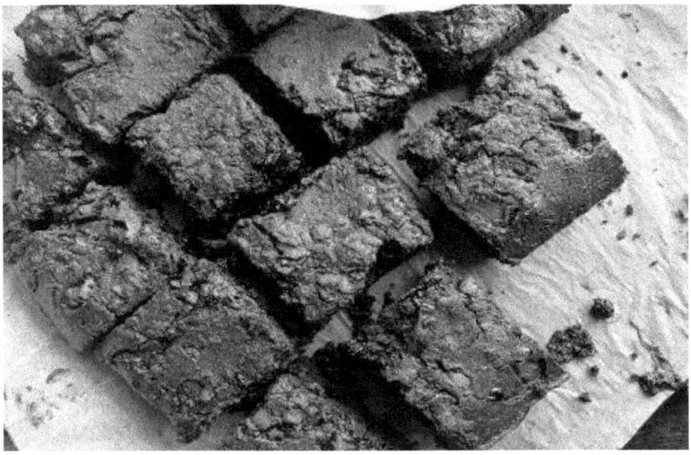

SKŁADNIKI

- .125 g masła.
- 150 g cukru.
- 4 jajka.
- 125 g czekolady
- 0,50 g mąki.
- drożdże.
- lód cukrowy

PRZYGOTOWANIE

1. Rozgrzej piekarnik termostatem do temperatury 6 - 7 (180° -200°).
2. Rozpuść masło w rondlu na bardzo małym ogniu.
3. Wymieszaj w misce roztopione masło z cukrem.
4. Dodaj jajka.
5. Rozpuść w rondelku na bardzo małym ogniu pokrojoną w kostki czekoladę, a następnie dodaj ją do mieszanki.
6. Dodaj mąkę wymieszaną z solą i proszkiem do pieczenia.
7. Wszystko dokładnie wymieszać (50 obrotów)
8. Włóż mieszankę do dobrze wysmarowanej masłem formy. Najlepiej użyć kwadratowej ceramicznej formy o wymiarach około 20 x 25 centymetrów.
9. Wstawić do piekarnika na 30 do 35 minut. Brownie nie powinno być przepieczone.
10. Pozostaw do ostygnięcia, posyp cukrem pudrem, aby uzyskać ładniejszy, biały wierzch, i pokrój na kwadratowe kawałki (np. 2 cm na 2 cm).

18. Speculoos, uproszczony przepis

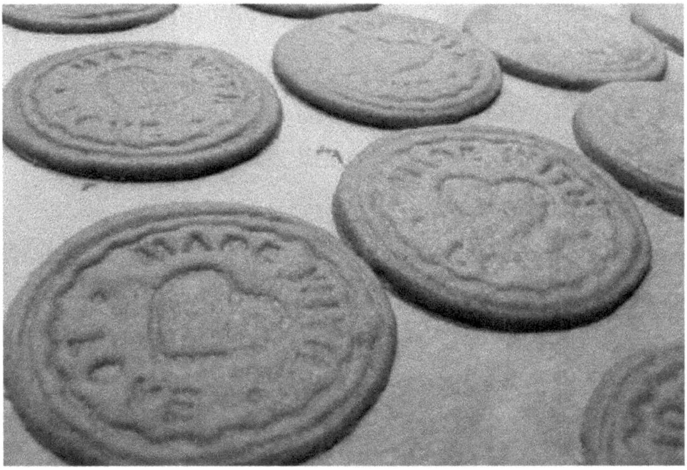

SKŁADNIKI

- .250 g masła.
- 350 g mąki, przesianej.
- 200 g brązowego cukru
- 0,5 g sody oczyszczonej.
- 1 jajko.
- 1 łyżka soli

PRZYGOTOWANIE

1. Przygotowanie speculoos wymaga odczekania 12 godzin.
2. W pierwszym pojemniku wymieszaj 40 g mąki, sodę oczyszczoną i sól.
3. Rozpuść masło.
4. Przełóż do drugiego pojemnika, dodaj brązowy cukier, jajko i energicznie wymieszaj. Następnie dodaj pozostałą mąkę, cały czas mieszając. Wymieszaj wszystko i odstaw na 12 godzin do lodówki.
5. Po 12 godzinach posmaruj masłem blachy do pieczenia.
6. Rozwałkuj ciasto na grubość co najmniej 3 milimetrów i pokrój je w foremki według własnego wyboru.
7. Piecz wszystko przez 20 minut, obserwując proces pieczenia.
8. Najlepiej jest odczekać, aż speculoos ostygną przed spożyciem!

19. Jajecznica z bazylią i masłem

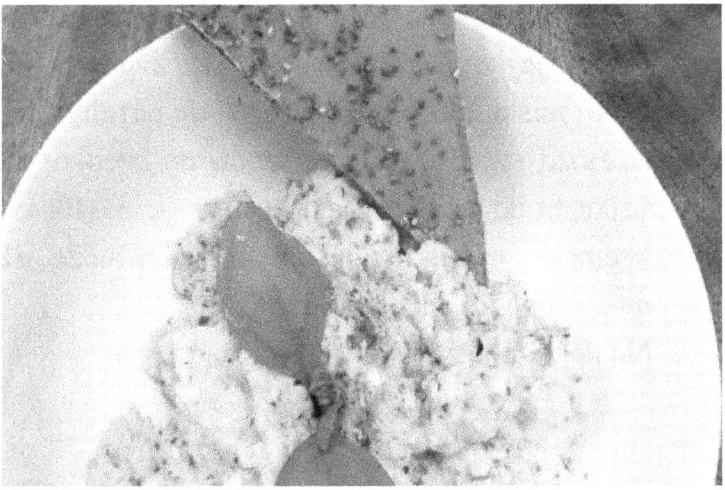

SKŁADNIKI

- 2 łyżki masła
- 2 jajka
- 2 łyżki śmietany (lub kremówki) do polania
- sól i mielony czarny pieprz
- 80 ml (38 g) startego sera cheddar
- 2 łyżki świeżej bazylii

PRZYGOTOWANIE

1. Rozpuść masło na patelni na małym ogniu.
2. Dodaj jajka, śmietanę, ser i przyprawy do małej miski. Lekko ubij i dodaj do patelni.
3. Mieszaj szpatułką od brzegów do środka, aż jajka będą ścięte. Jeśli wolisz je miękkie i kremowe, mieszaj w niskiej temperaturze, aż osiągną pożądaną konsystencję.
4. Na koniec posyp wierzch bazylią.

20. Pierś z kurczaka z czosnkiem

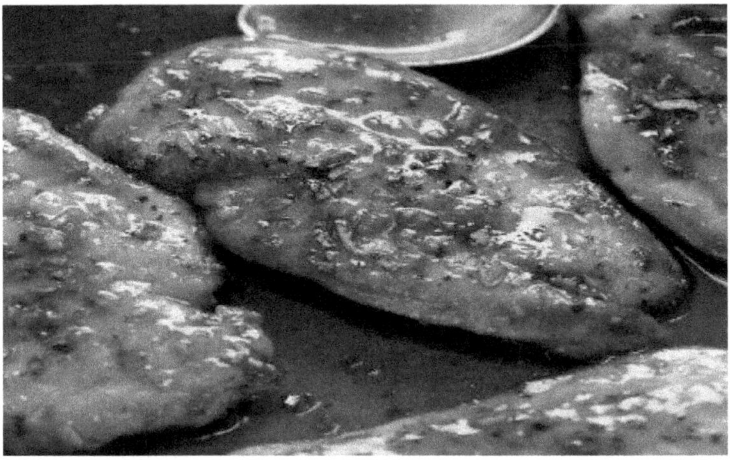

SKŁADNIKI

- 2 szklanki oliwy z oliwek
- 4 łyżki czosnku pokrojonego w cienkie plasterki
- 1 szklanka papryczki chili guajillo, pokrojonej w plasterki
- 4 piersi z kurczaka
- 1 szczypta soli
- 1 szczypta pieprzu
- 1/4 szklanki drobno posiekanej pietruszki do dekoracji

PRZYGOTOWANIE

1. W przypadku czosnku w misce wymieszaj olej z czosnkiem, chili guajillo, kurczakiem i marynatą przez 30 minut. Rezerwacja.
2. Rozgrzej patelnię na średnim ogniu, dodaj kurczaka z marynatą i smaż przez około 15 minut na średnim ogniu lub do momentu, aż czosnek będzie złocistobrązowy, a kurczak ugotowany. Dopraw solą i pieprzem. Podawaj i udekoruj posiekaną pietruszką.

21. Wieprzowina Chicharrón A La Mexicana

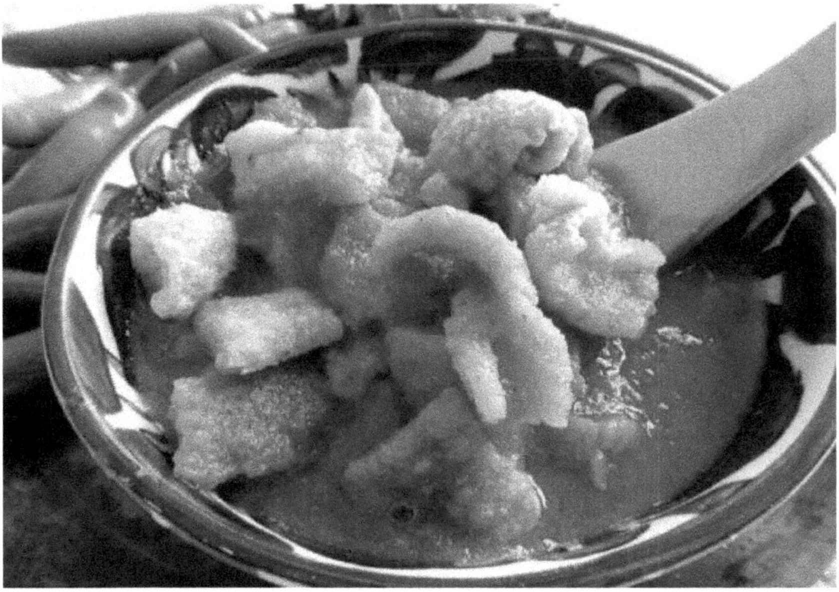

SKŁADNIKI

- 1 łyżka oleju
- 1/4 cebuli, pokrojonej w filety
- 3 papryczki serrano pokrojone w plasterki
- 6 pomidorów pokrojonych w kostkę
- 1/2 szklanki bulionu z kurczaka
- 3 szklanki skórek wieprzowych
- dość soli
- dość pieprzu
- wystarczająca ilość świeżej kolendry w liściach do dekoracji

- wystarczająco dużo fasoli z garnka, aby towarzyszyć
- wystarczająco dużo tortilli kukurydzianych, aby towarzyszyć

PRZYGOTOWANIE

1. Na głębokiej patelni podsmaż cebulę i chili z odrobiną oleju, aż będą błyszczące. Dodaj pomidora i gotuj przez 5 minut, dodaj bulion z kurczaka i pozwól mu się zagotować. Dodaj skórkę wieprzową, dopraw solą i pieprzem, przykryj liśćmi kolendry i gotuj przez 10 minut.
2. Podawać udekorowane listkami kolendry.
3. Podawać z fasolą i tortillą kukurydzianą.

22. Kurczak faszerowany opuncją

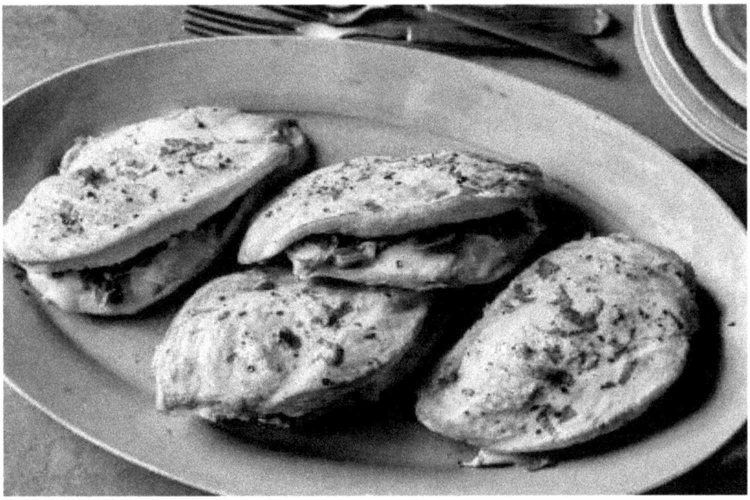

SKŁADNIKI

- 1 łyżka oleju
- 1/2 szklanki białej cebuli, pokrojonej w filety
- 1 szklanka opuncji, pokrojonej w paski i ugotowanej
- dość soli
- dość oregano
- dość pieprzu
- 4 piersi kurczaka, spłaszczone
- 1 szklanka startego sera Oaxaca
- 1 łyżka oleju do sosu
- 3 ząbki czosnku, posiekane, do sosu
- 1 biała cebula pokrojona w ósemki do sosu

- 6 pomidorów pokrojonych w ćwiartki do sosu582
- 1/4 szklanki świeżej kolendry, świeżej, do sosu
- 4 papryczki guajillo do sosu
- 1 łyżka ziela angielskiego do sosu
- 1 szklanka bulionu z kurczaka, do sosu
- 1 szczypta soli do sosu

PRZYGOTOWANIE

1. Do farszu rozgrzej patelnię na średnim ogniu z olejem, smaż cebulę z opuncjami, aż przestaną puszczać ślinę, dopraw do smaku solą, pieprzem i oregano. Rezerwacja.
2. Na desce połóż piersi kurczaka, nadziewane opuncją i serem Oaxaca, zwiń, dopraw solą, pieprzem i odrobiną oregano. W razie potrzeby zabezpiecz wykałaczką.
3. Rozgrzej grilla na wysokim ogniu i piecz roladki z kurczaka, aż będą upieczone. Pokrój roladki i odstaw na gorąco.
4. Do sosu rozgrzej patelnię z olejem na średnim ogniu, smaż czosnek z cebulą, aż uzyskasz złoty kolor, dodaj pomidora, kolendrę, chili guajillo, ziele angielskie, nasiona kolendry. Gotuj przez 10 minut, zalej

bulionem z kurczaka, dopraw solą i gotuj przez kolejne 10 minut. Lekko ostudź.

5. Zmiksuj sos, aż uzyskasz jednolitą mieszankę. Podawaj na talerzu jako lustro, połóż kurczaka na wierzchu i delektuj się.

23. Mini Mięsna Zapiekanka Z Boczkiem

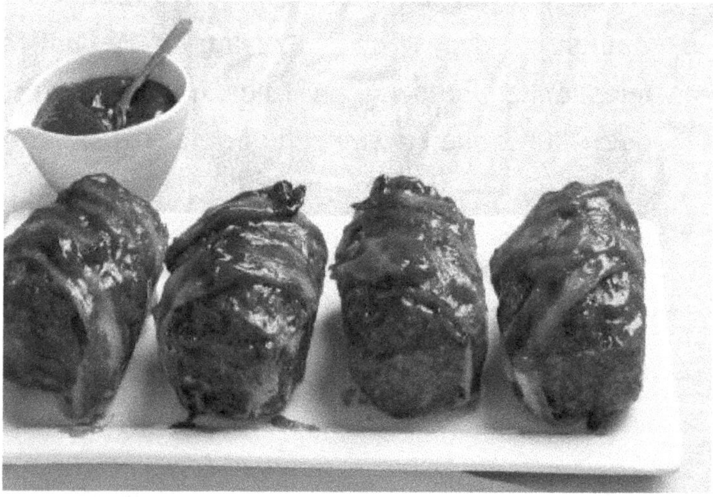

SKŁADNIKI

- 1 kilogram mielonej wołowiny
- 1/2 szklanki zmielonego chleba
- 1 jajko
- 1 szklanka cebuli, drobno posiekanej
- 2 łyżki czosnku, drobno posiekanego
- 4 łyżki ketchupu
- 1 łyżka musztardy
- 2 łyżeczki natki pietruszki, drobno posiekanej
- dość soli
- dość pieprzu
- 12 plasterków boczku
- wystarczająco dużo sosu ketchupowego, aby polakierować

- wystarczająco dużo pietruszki do dekoracji

PRZYGOTOWANIE

1. Rozgrzej piekarnik do 180°C.
2. W misce wymieszaj mieloną wołowinę z bułką tartą, jajkiem, cebulą, czosnkiem, ketchupem, musztardą, pietruszką, solą i pieprzem.
3. Weź około 150 g mieszanki mięsnej i uformuj ją w okrągły kształt za pomocą rąk. Owiń boczkiem i umieść na natłuszczonej blasze do ciastek lub woskowanym papierze. Posmaruj wierzch babeczek i boczku ketchupem.
4. Piecz przez 15 minut lub do momentu, aż mięso będzie upieczone, a boczek złocistobrązowy.
5. Podawać z natką pietruszki, z sałatką i makaronem.

24. Siatka z kurczaka z serem

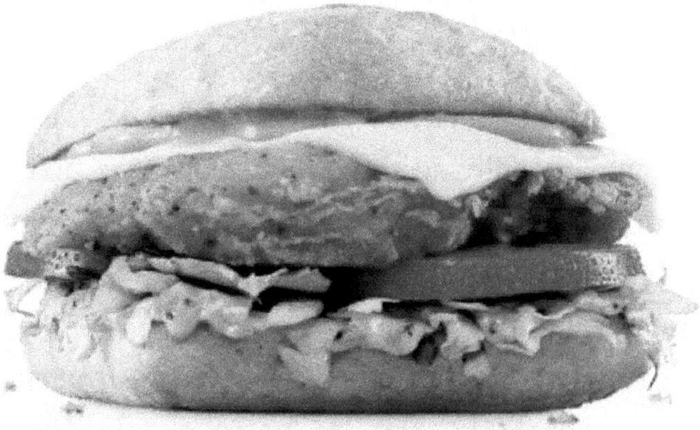

SKŁADNIKI

- 1/2 szklanki pokruszonego chorizo
- 1/2 szklanki boczku, posiekanego
- 2 łyżki czosnku, drobno posiekanego
- 1 czerwona cebula, pokrojona w kawałki
- 2 piersi z kurczaka, bez skóry, bez kości, pokrojone w kostkę
- 1 szklanka pieczarek, filetowanych
- 1 żółta papryka, pokrojona w kawałki
- 1 czerwona papryka, pokrojona w kawałki
- 1 papryka, pomarańcza pokrojona w kawałki
- 1 dynia pokrojona w półksiężyce
- 1 szczypta soli i pieprzu
- 1 szklanka startego sera Manchego
- do smaku tortilli kukurydzianych, do podania

- do smaku sosu, do towarzyszenia
- o smaku cytryny, dołączony do

PRZYGOTOWANIE

1. Rozgrzej patelnię na średnim ogniu i smaż chorizo i boczek, aż będą złocistobrązowe. Dodaj czosnek i cebulę i smaż, aż będą przezroczyste. Dodaj kurczaka, dopraw solą i pieprzem i smaż, aż będą złocistobrązowe.
2. Gdy kurczak jest już ugotowany, dodawaj warzywa jedno po drugim, gotując przez kilka minut przed dodaniem następnych. Na koniec dodaj ser i gotuj jeszcze 5 minut, aż się rozpuści, dopraw do smaku.
3. Podawać bardzo gorące z tortillą kukurydzianą, salsą i cytryną.

25. Keto Taquitos De Arrachera

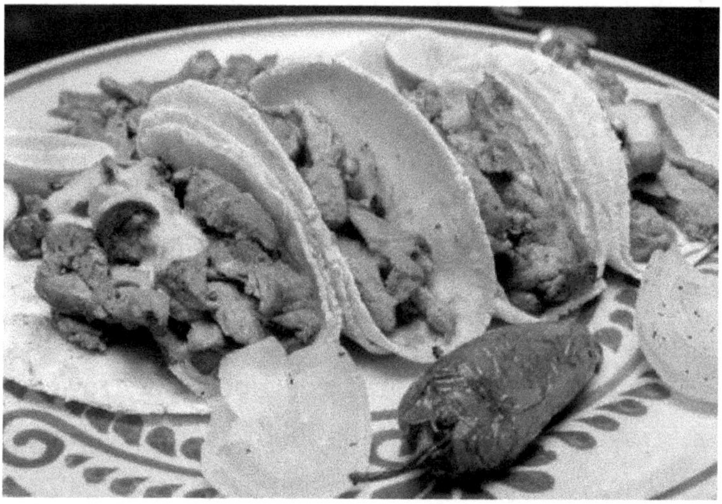

SKŁADNIKI

- 3/4 szklanki mąki migdałowej, 40 g, przesianej, do tortilli
- 1 szklanka białka jaja San Juan®, 375 ml
- 1 łyżeczka proszku do pieczenia (3 g) przesianego do omletu
- do smaku soli, do omletu
- do smaku pieprzu, do omletu
- wystarczająco dużo sprayu do omletu
- 1/4 cebuli do sosu
- 1 ząbek czosnku do sosu
- 1/2 szklanki ogórka, bez skórki i pestek, pokrojonego w kostkę, do sosu
- 2 awokado, tylko miąższ, do sosu

- 2 kawałki papryki serrano, bez ogonka, do sosu
- 3/4 szklanki liści kolendry do sosu
- 3 łyżki mięty zielonej, liście, do sosu
- 3 łyżki soku z cytryny do sosu
- 3 łyżki wody do sosu
- do smaku soli, do sosu
- do smaku pieprzu, do sosu
- 2 łyżki oliwy z oliwek do mięsa
- 1/2 szklanki cebuli w paskach do mięsa
- 500 gramów steka z antrykotu, pokrojonego w paski średniej wielkości
- do smaku soli, do mięsa
- do smaku pieprzu, do mięsa
- wystarczająco dużo czerwonej cebuli, marynowanej, do podania
- do smaku papryczki serrano, pokrojonej w plasterki, jako dodatek
- wystarczająco dużo liści kolendry, aby towarzyszyć

PRZYGOTOWANIE

1. Za pomocą balonika wymieszaj w misce mąkę migdałową z białkiem jaja San Juan® i proszkiem do pieczenia, aż do połączenia się składników. Zauważysz, że białka lekko

stwardnieją. Dopraw solą i pieprzem, a następnie połącz.

2. Nałóż odrobinę sprayu do smażenia na patelnię teflonową (najlepiej taką, jakiej chcesz użyć do zrobienia tortilli), dodaj odrobinę mieszanki i smaż na małym ogniu, gdy na powierzchni zaczną pojawiać się małe bąbelki, przewróć tortillę szpatułką i smaż jeszcze przez kilka minut. Powtarzaj, aż skończysz z mieszanką. Odstaw na gorąco do momentu użycia.
3. Do sosu zmiksuj cebulę z czosnkiem, ogórkiem, awokado, papryką serrano, kolendrą, miętą, sokiem z cytryny, wodą, solą i pieprzem, aż do połączenia. Odstaw do czasu użycia.
4. Rozgrzej patelnię z oliwą, zeszklij cebulę i smaż stek przez 8 minut na średnio-niskim ogniu, dopraw solą i pieprzem.
5. Przygotuj tacos! Rozsmaruj sos na tortilli, ułóż stek z antrykotu w paski, podawaj z marynowaną cebulą, plasterkami sera serrano i kolendrą.

26. Tapeta Keto Meksykańska Ryba

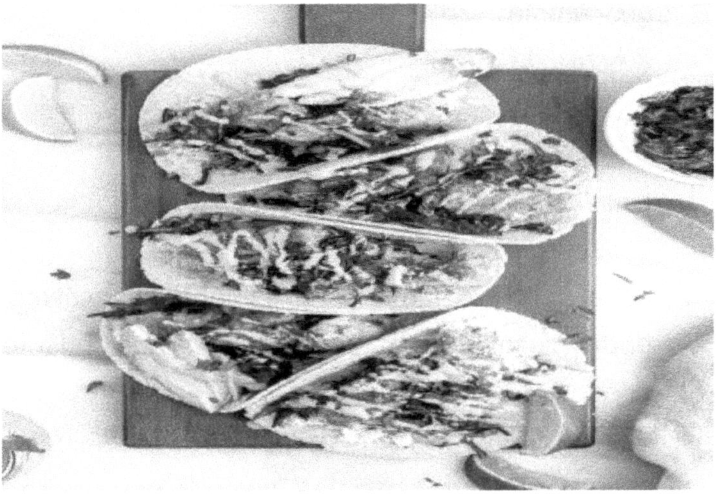

SKŁADNIKI

- 4 filety z lucjana czerwonego, każdy o wadze 280 g
- do smaku czosnku w proszku
- smakować słono
- do smaku pieprzu
- 2 papryki pokrojone w paski
- 2 cuaresmeño chile, drobno posiekane
- dość epazote, w liściach
- wystarczająco dużo liści bananowca, uprażonych
- 2 kawałki awokado do guacamole
- 3 łyżki soku z cytryny do guacamole
- 1/4 szklanki drobno posiekanej cebuli do guacamole

- 2 łyżki kolendry, drobno posiekanej, do guacamole
- 2 łyżeczki oleju

PRZYGOTOWANIE

1. Doprawić filety z lucjana czosnkiem w proszku, solą i pieprzem.
2. Połóż filety z lucjana na liściach bananowca, dodaj paprykę, papryczkę cuaresmeño i liście epazote.
3. Przykryj rybę liśćmi bananowca i zawiń ją tak, jakbyś robił tamales, włóż do parownika i gotuj przez 15 minut na małym ogniu.
4. W misce rozgnieć widelcem awokado do uzyskania puree, dodaj sok z cytryny, cebulę, dopraw solą, pieprzem, kolendrą i wymieszaj.
5. Podawać na talerzu z guacamole. Smacznego.

27. Tacos z kurczakiem o niskiej zawartości węglowodanów

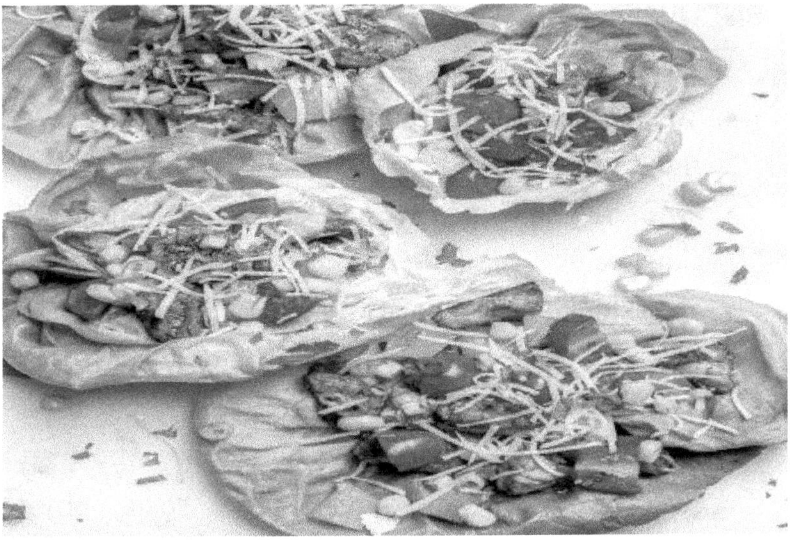

SKŁADNIKI

- 1/2 szklanki dyni włoskiej pokrojonej w plasterki
- 1 szklanka mąki migdałowej
- 2 łyżki mąki kukurydzianej
- 4 jajka
- 1 1/2 szklanki mleka
- smakować słono
- wystarczająca ilość oleju w sprayu Nutrioli® do tortilli
- wystarczająca ilość oleju w sprayu Nutrioli® do podsmażenia fajitas

- 1 szklanka cebuli pokrojonej w kostkę
- 2 szklanki kurczaka pokrojonego w kostkę
- 1/2 szklanki zielonej papryki pokrojonej w kostkę
- 1/2 szklanki czerwonej papryki pokrojonej w kostkę
- 1/2 szklanki żółtej papryki, pokrojonej w kostkę
- 1 szklanka startego sera Manchego
- wystarczająco dużo kolendry do dekoracji
- wystarczająco dużo cytryny, aby towarzyszyć
- wystarczająco dużo zielonego sosu, aby towarzyszyć

PRZYGOTOWANIE

1. Wymieszaj dynię, mąkę migdałową, skrobię kukurydzianą, jajko, mleko i sól.
2. Na patelnię nieprzywierającą dodaj olej w sprayu Nutrioli® i za pomocą łyżki uformuj tortille. Smaż 3 minuty z każdej strony. Rezerwacja.
3. Na patelni rozgrzej olej w sprayu Nutrioli®, dodaj cebulę, kurczaka, sól i pieprz i smaż przez 10 minut.

4. Dodaj paprykę i smaż przez 5 minut; dodaj ser i smaż, aż się rozpuści.
5. Uformuj tacos, udekoruj kolendrą i podawaj z cytryną i zielonym sosem.

28. Yakimeshi z komosą ryżową

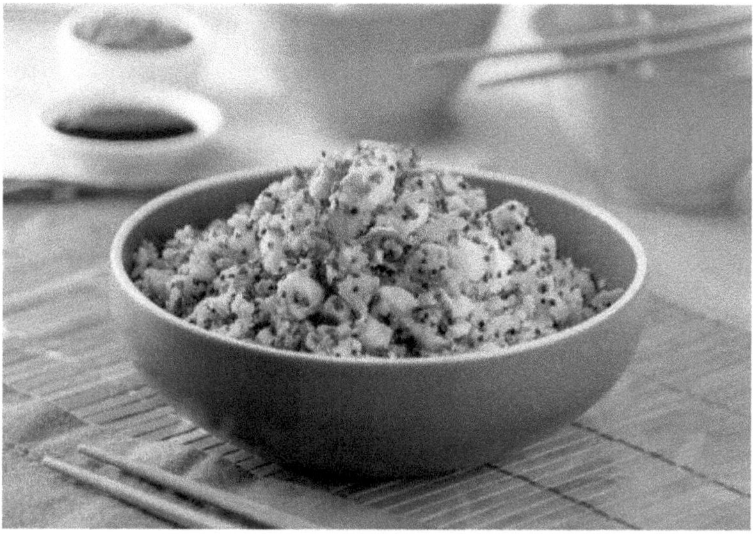

SKŁADNIKI

- 1 szklanka organicznej komosy ryżowej trójkolorowej Goya
- 1 1/2 szklanki wody
- smakować słono
- 1 łyżka oliwy z oliwek
- 1 łyżka szczypiorku

- 1 łyżka cebuli
- 1/2 szklanki marchewki
- 1/2 szklanki dyni
- 1 1/2 szklanki kurczaka
- 1 jajko
- 1/4 szklanki sosu sojowego
- wystarczająco dużo szczypiorku do dekoracji

PRZYGOTOWANIE

1. W małym garnku dodaj Goya tricolor organic Quinoa, wodę i sól. Przykryj i gotuj na małym ogniu przez 20 minut. Rezerwacja.
2. Na głębokiej patelni rozgrzej oliwę z oliwek, dodaj cebulę, szczypiorek, marchewkę i dynię. Dodaj kurczaka i gotuj przez 10 minut.
3. Zrób okrąg na środku patelni, wlej jajko i mieszaj, aż się zetnie i połączy.
4. Dodaj trójkolorową organiczną komosę ryżową Goya, sos sojowy i wymieszaj.
5. Udekoruj szczypiorkiem i podawaj na gorąco.

29. Roladki z ogórka faszerowane sałatką z

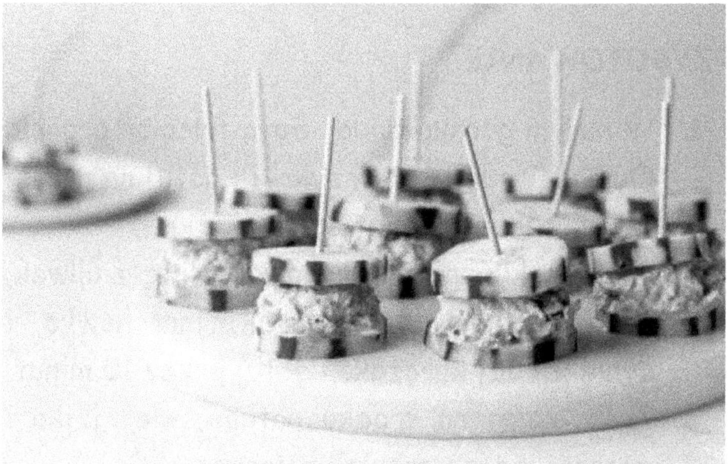

tuńczyka

SKŁADNIKI

- 1 ogórek
- 1 szklanka tuńczyka z puszki, odsączonego
- 1 awokado pokrojone w kostkę
- 1/4 szklanki majonezu
- 1 łyżka soku z cytryny
- 1/4 szklanki selera

- 2 łyżki zmielonego chili chipotle
- 1 papryczka cuaresmeño, drobno posiekana
- dość soli
- dość pieprzu

PRZYGOTOWANIE

1. Za pomocą obieraczki pokrój ogórka w cienkie plasterki.
2. Tuńczyka wymieszaj z awokado, majonezem, sokiem z cytryny, selerem, mieloną papryczką chipotle, papryczką cuaresmeño, dopraw solą i pieprzem.
3. Połóż trochę tuńczyka na jednej z listewek ogórka, zwiń i powtórz z pozostałymi. Podawaj i udekoruj papryką cuaresmeño.

30. Ceviche z awokado faszerowane papryczkami Habanero

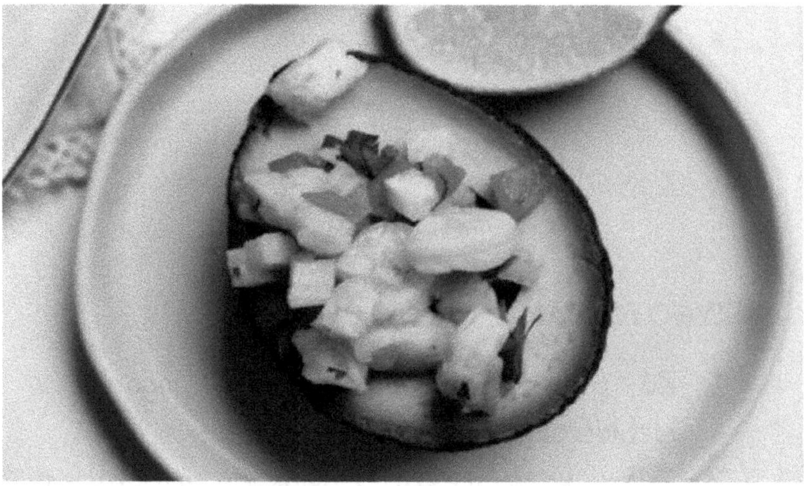

SKŁADNIKI

- 400 gram białej ryby pokrojonej w kostkę
- 1/2 szklanki soku z cytryny
- 1/4 szklanki soku pomarańczowego
- 1/2 łyżki oliwy z oliwek
- 1 ogórek ze skórką pokrojony w kostkę
- 2 pomidory pokrojone w kostkę
- 1 pomidor pokrojony w kostkę
- 2 papryczki habanero, drobno posiekane
- 1/4 czerwonej cebuli, drobno posiekanej
- 1/2 szklanki ananasa pokrojonego w kostkę

- 1/4 szklanki świeżej kolendry, drobno posiekanej
- 1 łyżka octu jabłkowego
- 1/2 łyżeczki soli
- 1 łyżeczka białego pieprzu, mielonego
- 2 Awokado z Meksyku
- 1 rzodkiewka pokrojona w cienkie plasterki do dekoracji

PRZYGOTOWANIE

1. W misce zamarynuj rybę w soku z cytryny, soku pomarańczowym i oliwie z oliwek, odstaw do lodówki na około 20 minut.
2. Wyjmij rybę z lodówki, wymieszaj z ogórkiem, pomidorem, papryką habanero, czerwoną cebulą, ananasem, kolendrą, octem jabłkowym i dopraw solą i białym pieprzem.
3. Przekrój awokado na pół, usuń pestkę i skórkę, napełnij każdą połówkę ceviche i udekoruj rzodkiewkami.

31. Keto Ciasto Czekoladowe

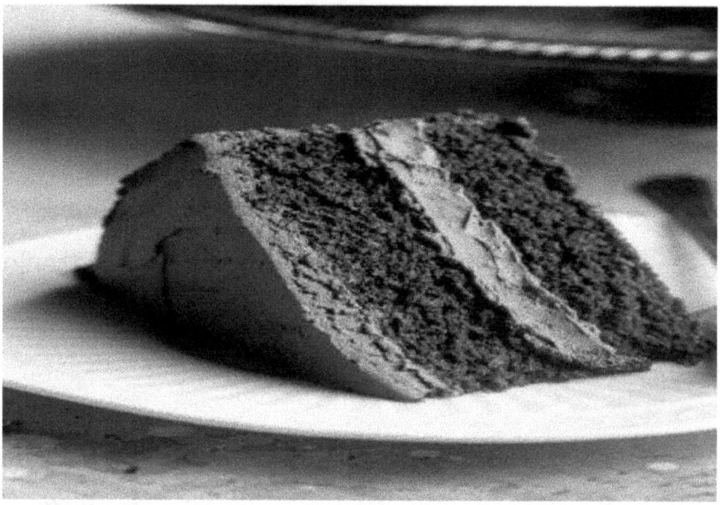

SKŁADNIKI

- 10 jajek
- 1 1/4 szklanki owoców mnicha
- 1 szklanka mąki kokosowej
- 1 szklanka kakao
- 1/2 szklanki mleka kokosowego
- 1 łyżka sody oczyszczonej
- 1 łyżka proszku do pieczenia
- 1 filiżanka roztopionej gorzkiej czekolady
- 1/2 szklanki oleju kokosowego, roztopionego
- wystarczająco dużo oleju kokosowego, aby nasmarować
- wystarczająco dużo kakao, do formy
- 1/2 szklanki mleka kokosowego
- 1 filiżanka gorzkiej czekolady

- 1 szklanka migdałów, filetowanych, do dekoracji
- 1 szklanka malin do dekoracji
- wystarczająco dużo czekolady w wiórkach do dekoracji

PRZYGOTOWANIE

1. Rozgrzej piekarnik do 170°C.
2. W misce blendera ubij jajka z mnichem, aż podwoją objętość, stopniowo dodawaj mąkę kokosową, kakao, mleko kokosowe, sodę oczyszczoną, proszek do pieczenia, gorzką czekoladę i olej. kokos. Ubijaj, aż składniki się połączą i powstanie jednorodna mieszanka.
3. Nasmaruj formę do ciasta olejem kokosowym i posyp kakao.
4. Wlać mieszankę do ciasta i piec 35 minut lub do momentu, aż wykałaczka włożona do ciasta będzie czysta. Ostudzić i wyjąć z formy.
5. Podgrzej mleko kokosowe w garnku na średnim ogniu, aby uzyskać bitum, dodaj ciemną czekoladę i mieszaj, aż całkowicie się rozpuści. Schłodź i odstaw.
6. Ubijaj lukier, aż podwoi objętość.
7. Pokryj ciasto masą bitumiczną, udekoruj prażonymi migdałami, malinami i wiórkami czekoladowymi.

8. Odkrój kawałek i zajadaj.

32. Marielle Henaine

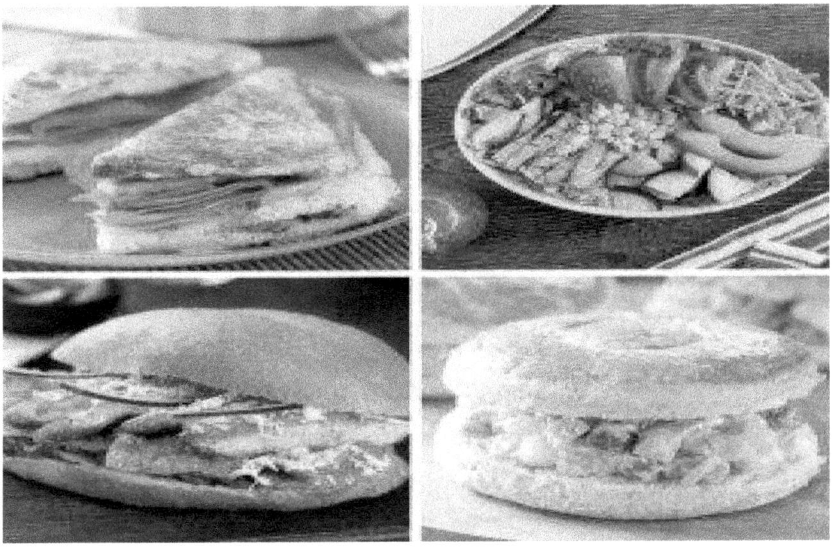

SKŁADNIKI

- dość wody
- dość soli
- 2 szklanki kalafiora pokrojonego na małe kawałki
- 1 szklanka serka śmietankowego
- 1/3 szklanki masła
- 1 łyżka oregano
- dość soli
- dość białego pieprzu
- dość szczypiorku

PRZYGOTOWANIE

1. Do garnka z wrzącą wodą dodaj sól i kalafior, gotuj do uzyskania gładkiej konsystencji. Odcedź i schłódź.
2. Umieść kalafior, serek śmietankowy, masło, sól i pieprz w blenderze. Miksuj, aż uzyskasz bardzo gładkie puree.
3. Zagotuj puree w rondlu na średnim ogniu, aż zgęstnieje, dopraw do smaku i podawaj z posiekanym szczypiorkiem.

33. Kolczotki nadziewane Salpicón

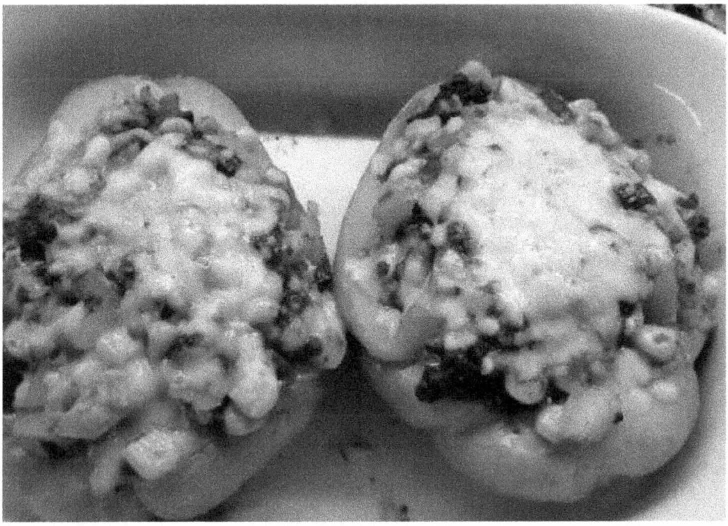

SKŁADNIKI

- dość wody
- 1 szczypta soli
- 2 chayote, obrane i przekrojone na pół
- 1 1/2 szklanki ugotowanej i pokrojonej w paski wołowiny
- 1/4 szklanki czerwonej cebuli, drobno posiekanej
- 2 zielone pomidory pokrojone w kostkę
- 2 marynowane papryczki serrano, pokrojone w plasterki
- 1 szklanka sałaty, drobno posiekanej
- 1 łyżka oregano, suszonego

- 1/4 szklanki soku z cytryny
- 2 łyżki oliwy z oliwek
- 1 łyżka białego octu
- szczypta soli
- dość pieprzu
- 1/2 awokado pokrojonego w plasterki

PRZYGOTOWANIE

1. W garnku z wrzącą wodą i solą gotuj chayotes, aż będą miękkie, około 15 minut. Wyjmij, odcedź i odłóż.
2. Na desce za pomocą łyżki wydrąż chayote i drobno posiekaj nadzienie.
3. Aby przygotować salpicón, w misce wymieszaj pokrojone w paski mięso z fioletową cebulą, zielonymi pomidorami, papryką serrano, sałatą, kolendrą, oregano, sokiem z cytryny, oliwą z oliwek, octem, nadzieniem z chayote, solą i pieprzem.
4. Napełnij chayote salpicónem i udekoruj awokado.

34. Bulion z kurczaka z ryżem kalafiorowym

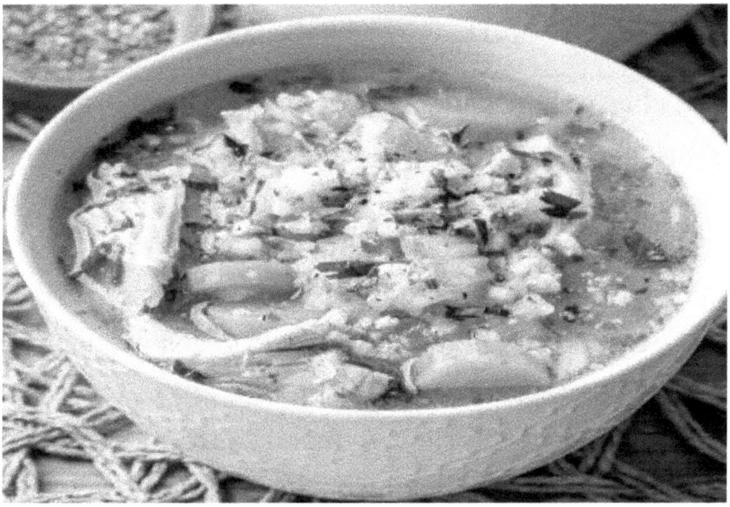

SKŁADNIKI

- 2 litry wody
- 1 pierś z kurczaka z kością i bez skóry
- 1 ząbek czosnku
- 2 liście laurowe
- dość soli
- 1 kalafior pokrojony na małe kawałki
- 2 chayote, obrane i pokrojone w kostkę
- 2 dynie pokrojone w kostkę
- 2 papryczki serrano, drobno posiekane
- tyle awokado pokrojonego w plasterki, aby można było podać
- wystarczająco dużo świeżej kolendry, drobno posiekanej, do podania

- wystarczająco dużo cytryny do podania

PRZYGOTOWANIE

1. Na bulion podgrzej wodę w garnku i ugotuj pierś kurczaka z czosnkiem, liściem laurowym i solą. Przykryj i gotuj, aż pierś będzie ugotowana, około 40 minut.
2. Wyjmij pierś z kurczaka, ostudź i poszatkuj. Odcedź bulion z kurczaka, aby usunąć zanieczyszczenia i tłuszcz.
3. Zmiksuj kalafior w malakserze, aż bardzo małe kawałki będą miały konsystencję „ryżu".
4. Wróć do gotowania bulionu pod przykryciem, gdy się zagotuje, dodaj chayote i gotuj przez kilka minut bez odkrywania garnka. Dodaj dynię i paprykę serrano, gotuj do miękkości. Gdy warzywa będą ugotowane, dodaj kalafior i kurczaka, gotuj jeszcze 5 minut i dopraw.
5. Podawaj bulion z kurczaka z awokado, kolendrą i kilkoma kroplami soku z cytryny.

35. Surówka z kurczaka

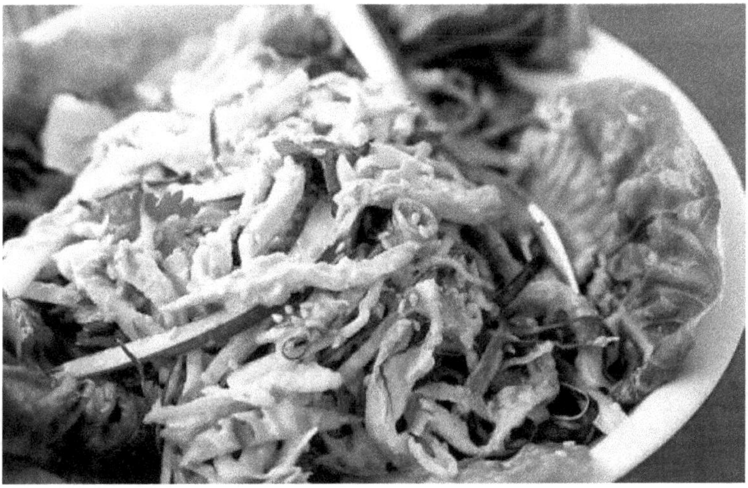

SKŁADNIKI

- 1 pierś z kurczaka, ugotowana i pokrojona w paski
- 1 szklanka białej kapusty pokrojonej w paski
- 1 szklanka majonezu
- 2 łyżki musztardy
- 1 łyżka białego octu
- dość soli
- dość pieprzu

PRZYGOTOWANIE

1. W misce wymieszaj kurczaka z kapustą, majonezem, musztardą i octem, dopraw solą i pieprzem.

2. Podawaj i ciesz się.

36. Pieczony kurczak z guajillo

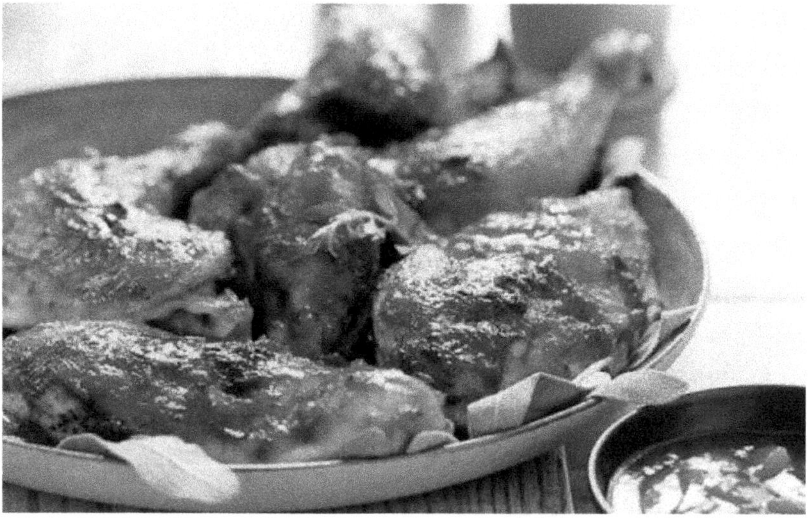

SKŁADNIKI

- 2 ząbki czosnku
- 7 papryczek guajillo, pozbawionych pestek i wydrążonych
- 1 szklanka masła w temperaturze pokojowej
- 1 łyżka proszku cebulowego
- 1 łyżka oregano, suszonego
- 1 łyżka soli
- 1/2 łyżki pieprzu
- 1 kurczak ze skórą, oczyszczony i pokrojony w kostkę (1,5 kg)

PRZYGOTOWANIE

1. Rozgrzej piekarnik do 220°C.
2. Na comal upiecz czosnek i papryczki guajillo. Wyjmij i zmiksuj, aż powstanie drobny proszek.
3. W misce wymieszaj masło z proszkiem guajillo, czosnkiem, proszkiem cebulowym, oregano, solą i pieprzem.
4. Posmaruj kurczaka mieszanką masła ze wszystkich stron, także między skórą a mięsem. Umieść go na blasze do pieczenia i piecz przez 45 minut.
5. Wyjmij kurczaka z piekarnika, ponownie posmaruj go masłem i obniż temperaturę piekarnika do 180°C.
6. Piecz jeszcze przez 15 minut lub do momentu, aż będą upieczone. Wyjmij i podawaj, podawaj z zieloną sałatką.

37. Ryż z brokułami i papryką poblano

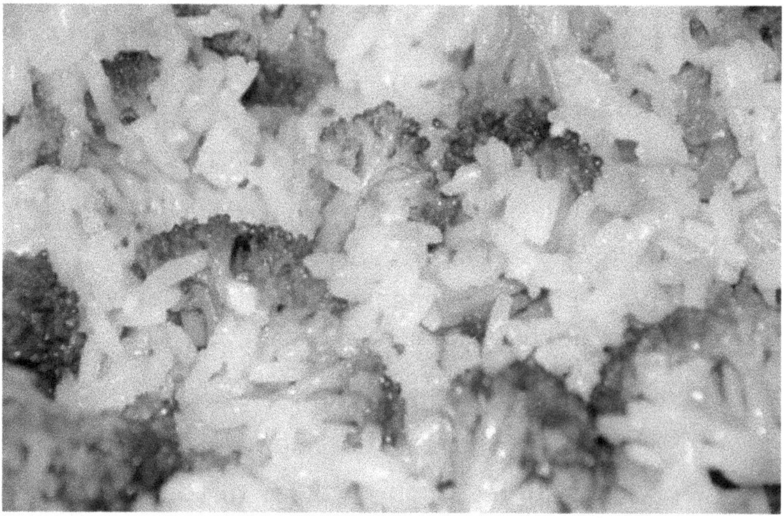

SKŁADNIKI

- 1 brokuł (1 1/2 szklanki) pokrojony na małe kawałki
- 1 ząbek czosnku
- 2 papryczki poblano, tatemados, spocone, bez skórki i pestek
- 1/2 szklanki bulionu warzywnego
- 1 łyżka proszku cebulowego
- dość soli
- 1 łyżka oleju
- 1 szklanka poblano rajas
- wystarczająco dużo świeżej kolendry do dekoracji

PRZYGOTOWANIE

1. Umieść brokuły w malakserze i rozdrabniaj, aż do uzyskania konsystencji „ryżu".
2. Zmiksuj czosnek, papryczki poblano, bulion warzywny, proszek cebulowy i sól, aż do uzyskania jednolitej masy.
3. W rondlu rozgrzej olej na średnim ogniu i gotuj brokuły przez kilka minut. Dodaj poprzednią mieszankę i plasterki, gotuj na małym ogniu, aż płyn zostanie zużyty. Dopraw.
4. Podawać ryż ozdobiony kolendrą.

38. Dynie faszerowane kremową sałatką z kurczaka

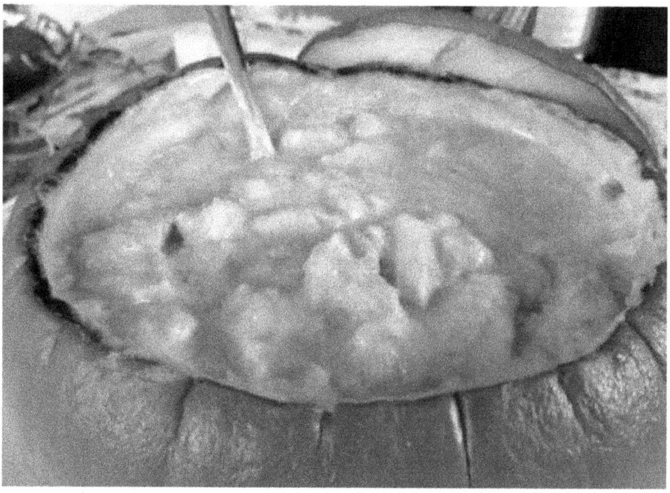

SKŁADNIKI

- dość wody
- dość soli
- 4 zielone cukinie, włoskie
- 2 szklanki kurczaka, ugotowanego i pokrojonego w paski
- 1/3 szklanki majonezu, papryczki chili
- 1 łyżka musztardy żółtej
- 1/4 szklanki świeżej kolendry, drobno posiekanej
- 1/2 szklanki selera, drobno posiekanego
- 1/2 szklanki boczku, smażonego i posiekanego
- 1 łyżka proszku cebulowego

- 1/2 łyżki czosnku w proszku
- dość soli
- dość pieprzu
- wystarczająco dużo świeżej kolendry, liście, do dekoracji

PRZYGOTOWANIE

1. Podgrzej osoloną wodę w garnku, gdy się zagotuje, dodaj dynię i gotuj przez 5 minut. Odcedź i schłódź.
2. Do sałatki wymieszaj pokrojonego w paski kurczaka z majonezem chili (wymieszaj majonez z suszonym proszkiem chili i gotowe), musztardą, kolendrą, selerem, smażonym boczkiem, sproszkowaną cebulą, sproszkowanym czosnkiem, solą i pieprzem.
3. Za pomocą noża odetnij końcówki dyni, przekrój ją wzdłuż na pół i wydrąż miąższ za pomocą łyżki.
4. Napełnij dynię sałatką i udekoruj świeżą kolendrą. Podawaj.

39. Sałatka Arrachera z delikatnym winegretem ziołowym

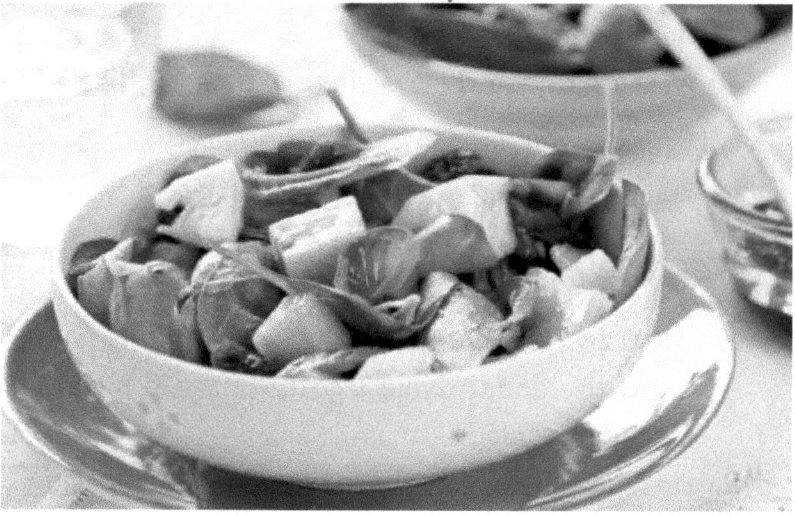

SKŁADNIKI

- 400 gramów steka z antrykotu, pokrojonego w kostkę
- dość soli
- dość pieprzu
- 1 łyżka oliwy z oliwek
- 3 łyżki białego octu do sosu winegret
- 1/2 łyżki musztardy Dijon do sosu winegret
- 1/2 łyżki świeżego rozmarynu do sosu winegret
- 1/2 łyżki suszonego tymianku do sosu winegret

- 1/2 łyżki suszonego oregano do sosu winegret
- 1/2 szklanki oliwy z oliwek do sosu winegret
- 2 szklanki mieszanej sałaty do sałatki
- 1 szklanka młodego szpinaku
- 1 szklanka serca karczocha, przekrojonego na pół

PRZYGOTOWANIE

1. Doprawić stek z antrykotu solą i pieprzem, a następnie usmażyć na patelni na średnim ogniu z oliwą z oliwek do pożądanego stopnia wysmażenia. Wyjąć i odłożyć.
2. Do sosu winegret wymieszaj biały ocet z musztardą, rozmarynem, tymiankiem, oregano, solą i pieprzem. Nie przerywając mieszania, dodawaj oliwę z oliwek w formie nitki, aż do zemulgowania, czyli całkowitego połączenia składników.
3. W misce wymieszaj sałatę ze szpinakiem, sercami karczochów, stekiem z antrykotu i winegretem. Podawaj i delektuj się.

40. Jak zrobić klopsiki z kurczaka w sosie chili Morita

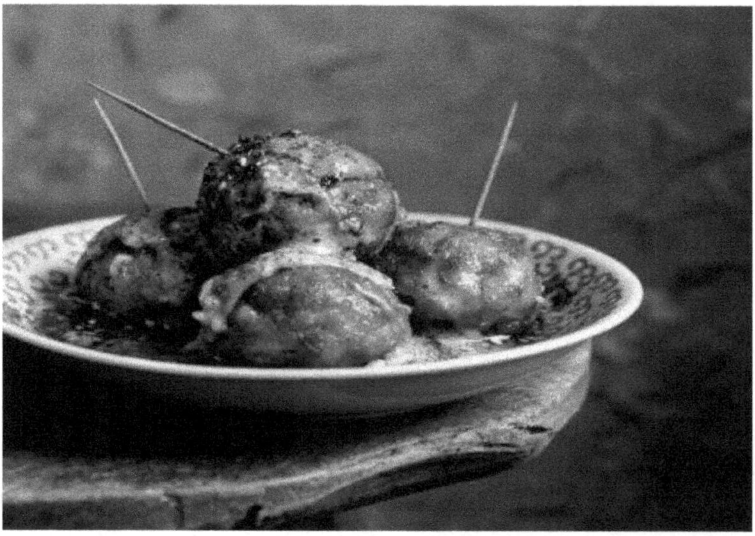

SKŁADNIKI

- 500 gramów mielonego mięsa z kurczaka
- 1 łyżka czosnku w proszku
- 1 łyżka proszku cebulowego
- 1 łyżka natki pietruszki, drobno posiekanej
- 1 łyżka świeżej kolendry, drobno posiekanej
- dość soli
- dość pieprzu
- łyżki oliwy z oliwek
- 2 szklanki zielonych pomidorów pokrojonych w ćwiartki
- 2 ząbki czosnku

- 2 papryczki morita, oczyszczone z pestek i pestek
- 1 szklanka bulionu z kurczaka
- 1 gałązka świeżej kolendry
- 1/4 łyżki mielonego kminu, całego
- 1 łyżka oliwy z oliwek
- wystarczająco dużo chińskiej pietruszki, aby towarzyszyć

PRZYGOTOWANIE

1. Zmielone mięso z kurczaka wymieszaj z czosnkiem w proszku, cebulą w proszku, pietruszką i kolendrą, dopraw solą i pieprzem.
2. Za pomocą rąk uformuj pulpeciki i odłóż na bok.
3. Rozgrzej olej na średnim ogniu w rondlu i smaż pomidory, czosnek i papryczki chili przez 5 minut. Zalej bulionem z kurczaka, kolendrą i kminem, gotuj przez 5 minut. Lekko ostudź.
4. Zmiksuj poprzednio przygotowaną mieszankę do uzyskania gładkiego sosu.
5. Podsmaż sos ponownie na odrobinie oleju, gotuj przez 10 minut na średnim ogniu, dodaj klopsiki, przykryj i gotuj, aż klopsiki będą gotowe.
6. Podawać klopsiki udekorowane pietruszką.

41. Skorupka nadziewana mięsem z opuncją

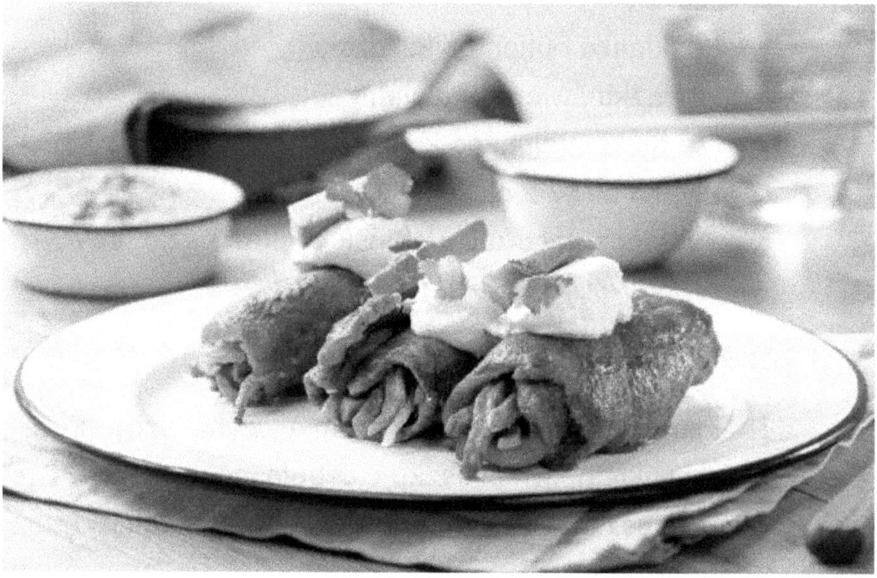

SKŁADNIKI

- 1 łyżka oleju
- 1 szklanka opuncji, pokrojonej w kostkę
- 500 gramów steka wołowego, mielonego
- 1 szklanka startego sera Manchego
- 1 szklanka startego sera gouda
- 1/2 szklanki startego parmezanu
- wystarczająco dużo zielonego sosu do podania
- 1/2 awokado, do podania, pokrojone w plasterki

- wystarczająca ilość świeżej kolendry, świeżej, do podania
- wystarczająco dużo cytryny do podania

PRZYGOTOWANIE

1. Rozgrzej patelnię na średnim ogniu z olejem, dodaj opuncje i smaż, aż nie będzie babity, następnie usmaż stek wołowy z opuncjami i dopraw solą i pieprzem według własnego uznania. Zdejmij z ognia.
2. Rozgrzej patelnię na wysokim ogniu i smaż sery, aż utworzy się skorupa, wyjmij z patelni i złóż w kształt taco, odstaw do ostygnięcia, aby stwardniały. Powtarzaj, aż skończysz z serami.
3. Napełnij skorupki sera mięsem i podawaj z zielonym sosem, awokado, kolendrą i cytryną.

42. Spaghetti dyniowe z kremem awokado

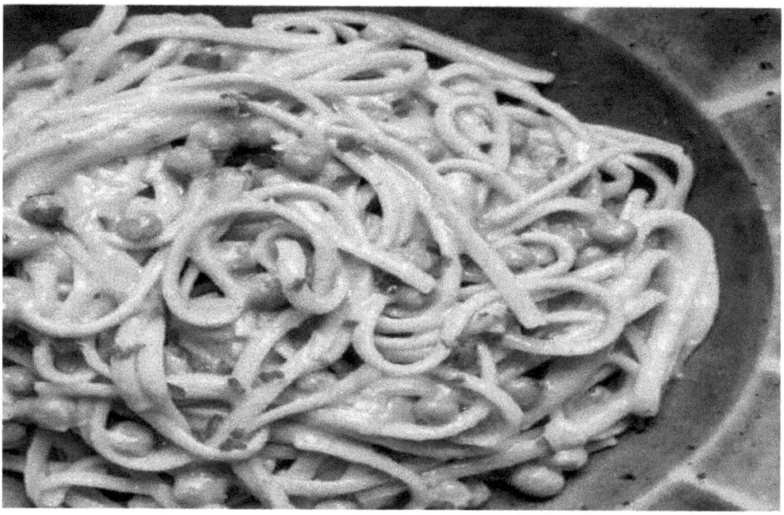

SKŁADNIKI

- 2 awokado
- 1/4 szklanki kolendry, ugotowanej
- 1 łyżka soku z cytryny
- 1 szczypta soli
- 1 szczypta pieprzu
- 1/2 łyżki proszku cebulowego
- 1 ząbek czosnku
- 1 łyżka oliwy z oliwek
- 4 szklanki dyni w makaronie
- 1 łyżka soli
- 1 łyżka pieprzu
- 1/4 szklanki parmezanu

PRZYGOTOWANIE

1. Aby przygotować sos, zmiksuj awokado z kolendrą, sokiem z cytryny, solą, pieprzem, cebulą w proszku i czosnkiem, aż do uzyskania gładkiego puree.
2. Rozgrzej patelnię z olejem na średnim ogniu, ugotuj makaron z dyni, dopraw solą i pieprzem, dodaj sos awokado, wymieszaj i smaż przez 3 minuty, podawaj z odrobiną parmezanu i delektuj się.

43. Omlet z kalafiora ze szpinakiem i papryczką serrano

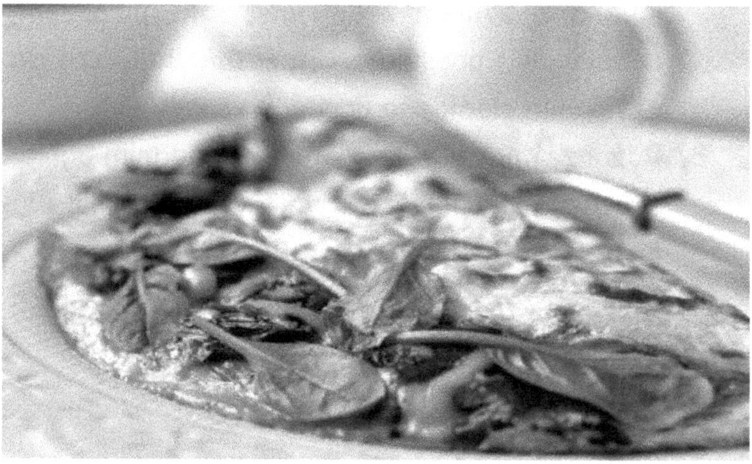

SKŁADNIKI

- 1/2 szklanki wody
- 2 szklanki liści szpinaku
- 3 papryczki serrano
- 1 szklanka mąki kukurydzianej
- 4 szklanki kawałków kalafiora Eva®, 454 g
- 1 łyżka czosnku w proszku
- smakować słono
- do smaku pieprzu
- wystarczająco dużo kurczaka tinga, aby towarzyszyć

PRZYGOTOWANIE

1. Wlej kalafior Eva Bits do garnka z gorącą wodą. Gotuj przez 4 minuty, odcedź i ostudź pod strumieniem zimnej wody. Usuń nadmiar wody za pomocą bawełnianej ściereczki. Odstaw do czasu użycia.
2. Zmiksuj szpinak, papryczkę serrano z odrobiną zimnej wody, aż uzyskasz pastowatą mieszankę. Odstaw do czasu użycia. Odcedź i odstaw miąższ.
3. W misce umieść kawałki kalafiora Eva, czosnek w proszku, mąkę kukurydzianą, pulpę szpinakową, sól i pieprz i mieszaj, aż składniki się połączą. Za pomocą rąk uformuj kulki i odłóż.
4. Umieść plastikową kulkę w prasie do tortilli i uformuj z niej tortillę.
5. Na patelni na średnim ogniu smaż tortillę z obu stron, aż lekko się zrumieni.
6. Podaj do tortilli tinga z kurczakiem.

44. Pieczony kalafior z jajkiem i awokado

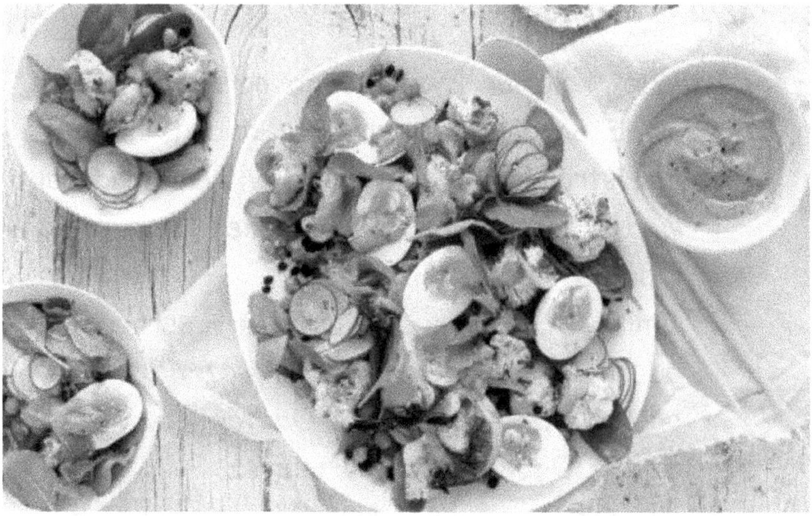

SKŁADNIKI

- 1 kalafior
- 1 łyżka oliwy z oliwek
- 1/4 szklanki parmezanu
- 2 łyżki czosnku w proszku
- 1 łyżka soli
- 1 łyżka pieprzu
- 4 jajka
- 1 awokado pokrojone w ćwiartki
- wystarczająco dużo świeżego oregano

PRZYGOTOWANIE

1. Rozgrzej piekarnik do 200°C.
2. Pokrój kalafior na plasterki grubości 1-2 palców, połóż na blasze do pieczenia. Skrop oliwą z oliwek, parmezanem, czosnkiem w proszku, odrobiną soli i pieprzu.
3. Piecz przez 15 minut lub do momentu, aż kalafior będzie upieczony i złocistobrązowy. Wyjmij z piekarnika i odstaw.
4. Rozgrzej patelnię na średnim ogniu i natłuść odrobiną sprayu do smażenia. Wbij jajko i smaż do pożądanego stopnia smażenia. Dopraw do smaku.
5. Na każdym kawałku kalafiora połóż odrobinę awokado, narysuj gwiaździste jajko, udekoruj oregano, podawaj i delektuj się.

45. Carpaccio z chayote

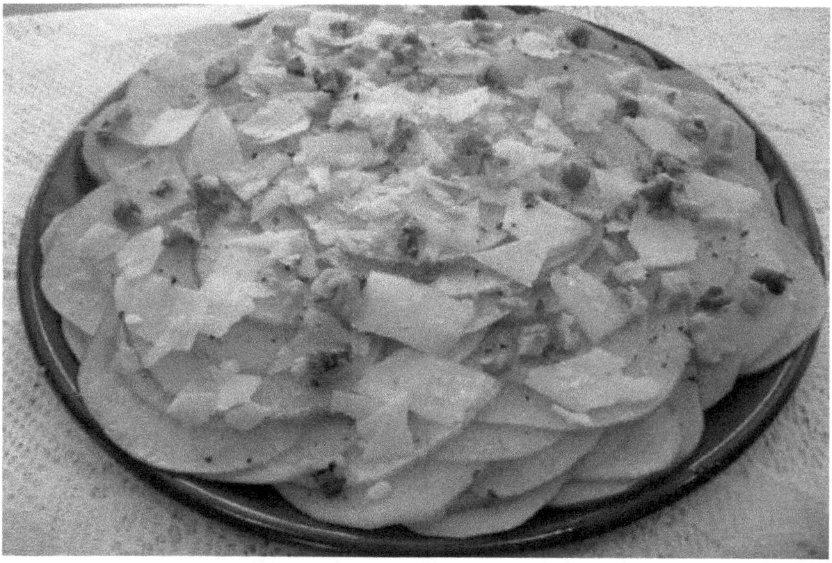

SKŁADNIKI

- 4 chayote
- smakować słono
- 1/2 szklanki bazylii do sosu
- 1/2 szklanki mięty do sosu
- 1/4 szklanki żółtego soku z cytryny do dressingu
- 1/4 szklanki oliwy z oliwek do sosu
- 1/2 szklanki dyni pokrojonej w plasterki
- 1 łyżeczka chili w proszku, do dekoracji
- wystarczająco dużo zarodków lucerny do dekoracji

- wystarczająco dużo jadalnych kwiatów do dekoracji

PRZYGOTOWANIE

1. Na desce obierz chayote, pokrój w plasterki o grubości ½ cm. Rezerwacja
2. W garnku z wodą gotuj chayote przez 5 minut, zdejmij z ognia i odcedź. Rezerwacja.
3. Do robota dodaj bazylię, miętę, sok z cytryny i oliwę z oliwek, miksuj przez 3 minuty. Rezerwacja
4. Na talerzu połóż plasterki chayote, dopraw solą, dodaj plasterki dyni, dressing bazyliowo-miętowy, dopraw chili w proszku, udekoruj kiełkami lucerny i jadalnymi kwiatami. Smacznego!

46. Enchiladas z zielonego kalafiora i kurczaka

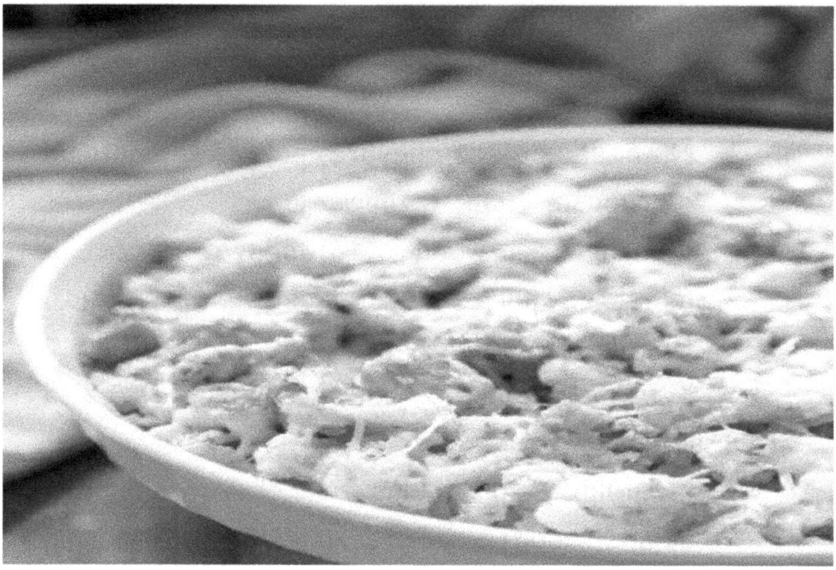

SKŁADNIKI

- 4 szklanki startego kalafiora do tortilli kalafiorowych
- 1/2 szklanki startego sera Chihuahua o niskiej zawartości tłuszczu do tortilli kalafiorowych
- 2 jajka do omletów kalafiorowych
- 5 szklanek wody do sosu zielonego
- 10 zielonych pomidorów do zielonego sosu
- 4 papryczki serrano do zielonego sosu
- 1/4 cebuli do sosu zielonego
- 1 ząbek czosnku do sosu zielonego

- do smaku soli, do sosu zielonego
- do smaku pieprzu, do sosu zielonego
- 1 łyżka oliwy z oliwek do sosu zielonego
- 2 szklanki piersi kurczaka, ugotowanej i pokrojonej w paski
- wystarczająco dużo sera Manchego, o niskiej zawartości tłuszczu, do zapiekania
- wystarczająco dużo kwaśnej śmietany o obniżonej zawartości tłuszczu, aby towarzyszyć
- o smaku awokado, do towarzyszenia
- o smaku cebuli, dołączony do dania

PRZYGOTOWANIE

1. Włóż kalafior do miski, przykryj folią nieprzywierającą, gotuj 4 minuty w kuchence mikrofalowej. Odcedź, aby usunąć wodę i odstaw.
2. Wymieszaj kalafior z serem, jajkami, dopraw solą i pieprzem, wymieszaj do połączenia się składników.
3. Umieść mieszankę kalafiorową na blasze wyłożonej papierem woskowym i rozprowadź do odpowiedniego rozmiaru i kształtu. Piecz przez 15 minut w temperaturze 180°C.
4. Napełnij tortille pokrojonym w paski kurczakiem i odstaw.

5. W garnku z wodą ugotuj pomidory, papryczki serrano, cebulę i czosnek na średnim ogniu. Ostudź, zmiksuj i odstaw.
6. W garnku na małym ogniu rozgrzej oliwę, wlej sos, dopraw solą i pieprzem i gotuj przez 10 minut lub do momentu zgęstnienia.
7. Podawaj enchiladas na przedłużonym talerzu, polej ostrym sosem, dodaj ser manchego, zapiekaj w mikrofalówce przez 30 minut, udekoruj śmietaną, awokado i cebulą.

47. Keto szaszłyki z morza i lądu

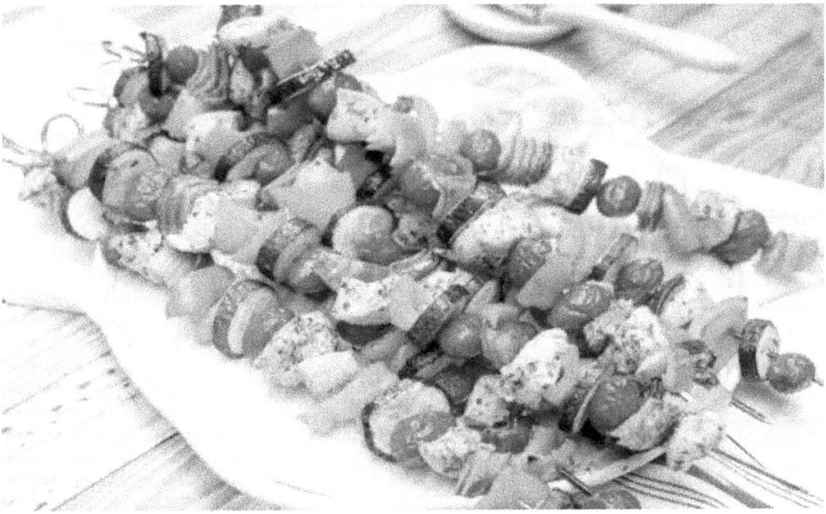

SKŁADNIKI

- 1 szklanka dyni
- 1 szklanka czerwonej papryki
- 1 szklanka krewetek, świeżych, średniej wielkości
- 1 szklanka żółtej papryki
- 1 filiżanka polędwicy wołowej pokrojonej w średniej wielkości kostki, na szaszłyki
- 1 szklanka zielonej papryki
- dość sprayu do gotowania
- 1 szklanka majonezu, jasnego
- 1/4 szklanki kolendry
- 1/4 szklanki pietruszki

- 1 łyżka soku z cytryny
- 1 łyżka czosnku w proszku
- smakować słono

PRZYGOTOWANIE

1. Na desce pokrój dynię w plasterki. Podobnie pokrój paprykę w średnie kwadraty i odłóż.
2. Na patyczki do szaszłyków nabij cukinię, czerwoną paprykę, krewetki, żółtą paprykę, stek wołowy, zieloną paprykę i powtarzaj, aż do wypełnienia.
3. Smażyć na grillu z niewielką ilością oleju w sprayu, na średnio-wysokiej temperaturze przez 15 minut.
4. Sos kolendrowy: Zmiksuj majonez, kolendrę, pietruszkę, sok z cytryny, czosnek w proszku i sól do uzyskania gładkiej konsystencji.
5. Podawaj szaszłyki z sosem kolendrowym i delektuj się.

48. Pieczona cukinia z serem wiejskim

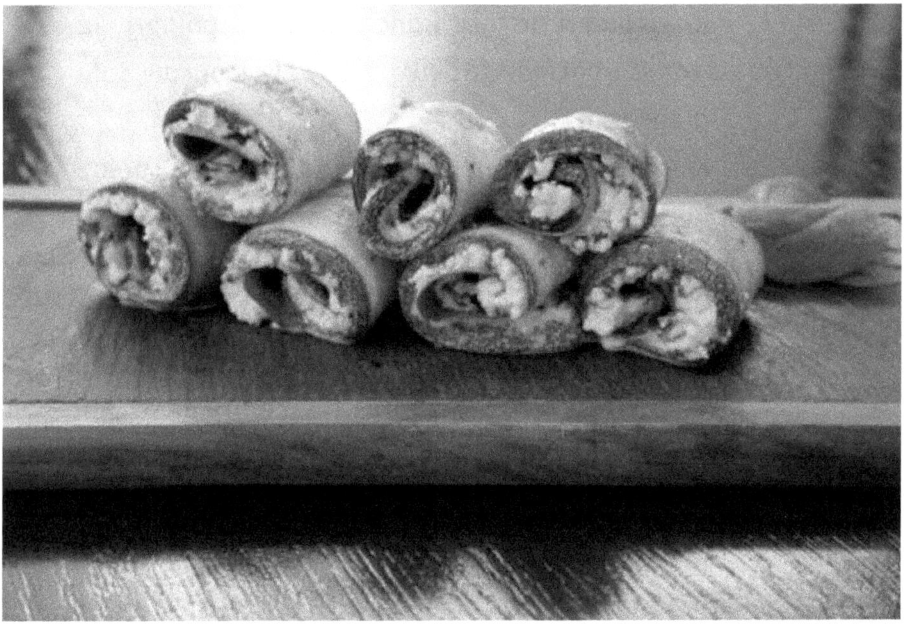

SKŁADNIKI

- 3 cukinie, wydłużone
- 2 łyżki oliwy z oliwek
- smakować słono
- do smaku pieprzu
- 50 gramów twarogu
- 1 łyżka posiekanej pietruszki
- 1/2 łyżeczki soku z cytryny, bez pestek
- 2 szklanki młodego szpinaku, liście
- 1/2 szklanki bazylii, liście

PRZYGOTOWANIE

1. Na desce odetnij końce cukinii, pokrój je wzdłuż i posmaruj oliwą z oliwek. Dopraw solą i pieprzem.
2. Na rozgrzanym grillu na średnim ogniu połóż plasterki cukinii, grilluj z obu stron przez około 5 minut. Zdejmij z ognia i odstaw.
3. W misce wymieszaj twaróg, pietruszkę i sok z cytryny, aż składniki się połączą.
4. Rozłóż plasterki dyni na desce, umieść pół łyżki poprzedniej mieszanki 2 centymetry od krawędzi dyni. Na wierzchu ułóż liście młodego szpinaku do smaku i dodaj listek bazylii. Zwiń.
5. Podawaj natychmiast i delektuj się.

49. Omlet z papryką poblano

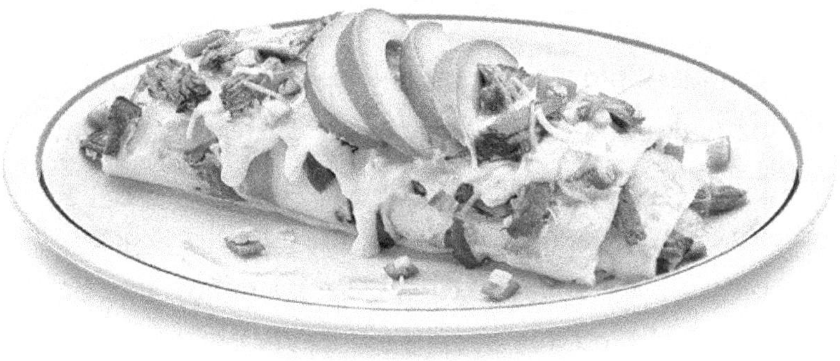

SKŁADNIKI

- 1 filiżanka papryki poblano, uprażonej i pokrojonej w plasterki, do sosu
- 1/4 cebuli do sosu
- 1 ząbek czosnku do sosu
- 1/2 szklanki jocoque do sosu
- 1 szklanka odtłuszczonego mleka, jasnego, do sosu
- do smaku soli, do sosu
- do smaku pieprzu, do sosu
- 1 łyżka oliwy z oliwek do sosu
- 4 jajka
- 2 łyżki odtłuszczonego mleka, jasnego

- 1 łyżeczka proszku cebulowego
- dość sprayu do gotowania
- tyle sera panela, w kostkach, aby go wypełnić
- wystarczająco dużo czerwonej cebuli pokrojonej w plasterki, do podania

PRZYGOTOWANIE

1. Zmiksuj plasterki papryki poblano z cebulą, czosnkiem, sosem jocoque, odtłuszczonym mlekiem, dopraw solą i pieprzem.
2. Rozgrzej garnek na średnim ogniu, rozgrzej olej i wlej sos, gotuj przez 10 minut lub do momentu, aż sos stanie się gęsty.
3. Do omletu w misce ubić jajka z mlekiem, cebulą w proszku, doprawić solą i pieprzem. Rezerwacja.
4. Na patelni teflonowej rozprowadź odrobinę oliwy w sprayu i wlej poprzednie przygotowanie, smaż 5 minut na małym ogniu z każdej strony. Zdejmij z ognia i odstaw.
5. Napełnij omlet serem panela, podawaj na przedłużonym talerzu, polej sosem poblano, udekoruj czerwoną cebulą i delektuj się.

50. Ciasto jajeczne ze szparagami

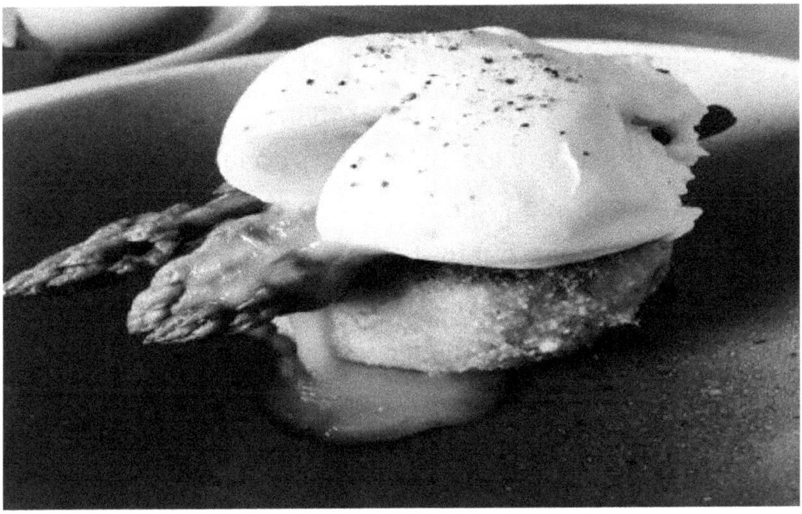

SKŁADNIKI

- dość sprayu do gotowania
- 12 białek jaj
- 1/2 szklanki cebuli
- 1/2 szklanki papryki
- 1/2 szklanki szparagów
- smakować słono
- do smaku pieprzu
- 1/4 łyżeczki czosnku w proszku

PRZYGOTOWANIE

1. Rozgrzej piekarnik do 175°C.
2. Spryskaj formę do pieczenia babeczek odrobiną sprayu do pieczenia.
3. Do miksera włóż białka jaj, cebulę, paprykę, szparagi, sól, pieprz i czosnek w proszku, ubijaj przez 5 minut.
4. Wlać mieszankę do foremek na muffinki, do $\frac{3}{4}$ procenta wysokości, i piec przez 20 minut lub do momentu, aż będą gotowe. Wyjąć z formy.
5. Podawaj i ciesz się.

51. TORTILLA PIERWOTNA

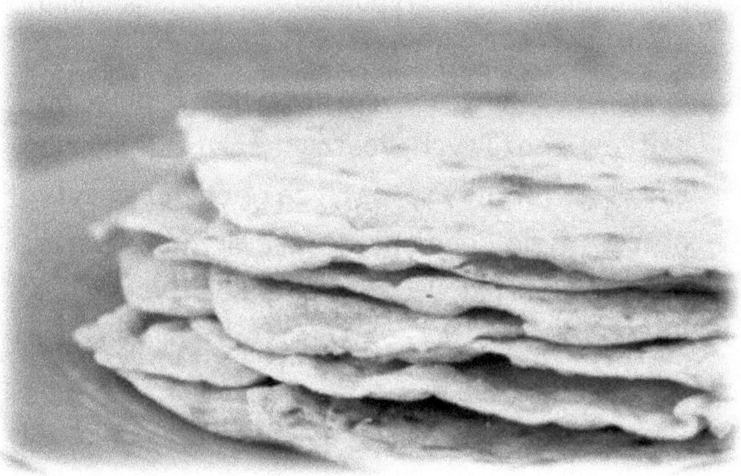

SKŁADNIKI

- 1 łyżka (15 ml) masła z solą
- 30 g posiekanych pieczarek
- 30 g posiekanej cebuli
- 30 g posiekanej czerwonej papryki
- 4 średnie jajka
- 30 ml śmietanki mlecznej
- 1/4 łyżeczki (1 ml) soli
- 1/8 łyżeczki (0,5 ml) świeżo zmielonego pieprzu 14 g startego sera cheddar (opcjonalnie)

PRZYGOTOWANIE

1. To kwintesencja prymitywnego śniadania i fantastyczny sposób na stopniowe porzucenie typowego śniadania węglowodanowego. Jeśli jesteś przyzwyczajony do rozpoczynania dnia od płatków zbożowych, tostów i soku, zjedzenie pysznej tortilli sprawi, że będziesz syty przez wiele godzin i sprawi, że Twoje pierwsze kroki w diecie paleolitycznej i ketogenicznej będą prawdziwą przyjemnością.
2. Rozpuść połowę masła na średnim ogniu w rondlu. Dodaj warzywa i smaż je przez pięć do siedmiu minut. Wyjmij warzywa z rondla.
3. Na tej samej patelni rozpuść resztę masła. W małej misce ubij jajka ze śmietaną, solą i pieprzem. Przechyl patelnię tak, aby masło pokryło całe dno. Wlej mieszankę jajeczną i powtórz ruch.
4. Gotuj bez mieszania. Gdy jajko zetnie się na brzegach, użyj silikonowej szpatułki, aby usunąć je z boków patelni. Przechyl patelnię tak, aby mieszanka jajeczna, która zajmuje środek, mogła dotrzeć do brzegów.

5. Gdy mieszanka jajeczna się zetnie, połóż warzywa na jednej z połówek tortilli. Posyp połową sera (jeśli jest użyty) i ostrożnie złóż tortillę, aby je przykryć. Połóż tortillę na talerzu i posyp resztą sera. Podawaj natychmiast.

52. SAŁATKA JAJECZNA NA

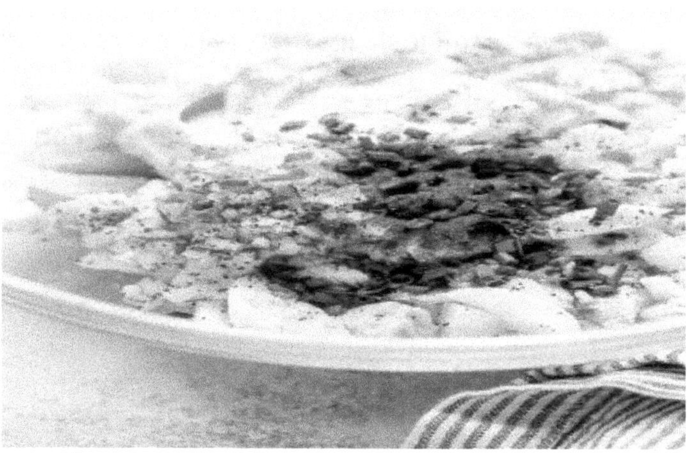

ŚNIADANIE

SKŁADNIKI

- ½ średniego awokado
- 1/3 szklanki (75 ml) majonezu Primal Kitchen lub innego majonezu odpowiedniego do diety paleolitycznej (patrz uwaga)
- 6 dużych jajek na twardo
- 4 plasterki bekonu (bez dodatku cukru), smażone do uzyskania chrupkości
- 2 łyżki (30 ml) bardzo posiekanego szczypiorku
- łyżeczka (2 ml) tahini (patrz uwaga) Świeżo zmielony pieprz

PRZYGOTOWANIE

1. Ta smaczna sałatka jajeczna jest fantastyczna podawana sama lub na szpinaku. Możesz również lekko zrumienić kromkę chleba Keto i przygotować kanapkę z sałatką.
2. W średniej misce rozgnieć awokado widelcem. Dodaj majonez i mieszaj, aż powstanie jednolita masa.
3. Pokrój jajka na twardo. Dodaj je do mieszanki majonezowej i wymieszaj wszystko widelcem, rozgniatając jajko (powinno być trochę gęste).
4. Pokrój boczek. Dodaj kawałki, szczypiorek i tahini do mieszanki jajecznej. Wymieszaj. Spróbuj i dodaj pieprz.

53. NALEŚNIKI Z MĄKI KOKOSOWEJ Z ORZECHAMI MAKADAMIA

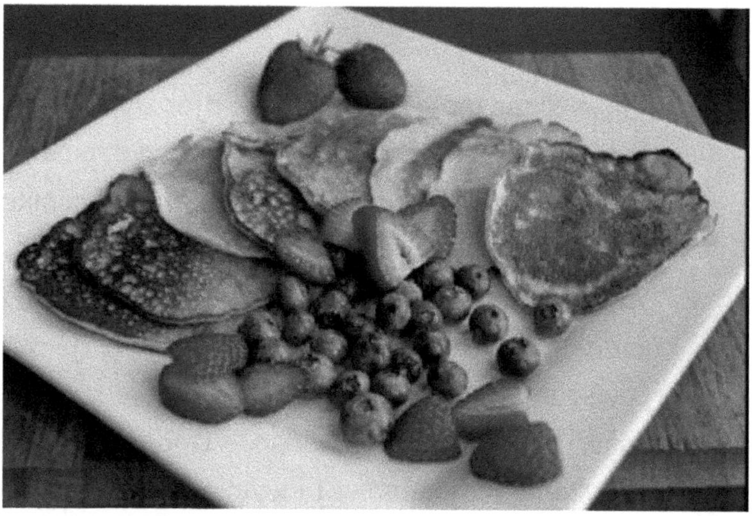

SKŁADNIKI

- 3 duże jajka
- szklanka (60 g) masła bez rozpuszczonego cukru
- szklanka (60 g) gęstej śmietany
- szklanka (60 g) pełnego mleka kokosowego
- łyżeczka (2 ml) ekstraktu waniliowego $\frac{1}{4}$ szklanki (30 g) mąki kokosowej </
- $\frac{1}{4}$ łyżeczki (1 ml) soli koszernej
- łyżeczka (2 ml) mielonego cynamonu
- Słodzik odpowiedni do diety ketogenicznej, do smaku (opcjonalnie, patrz Uwaga)

- szklanka (30 g) posiekanych lub zmielonych orzechów makadamia Olej kokosowy do nasmarowania grilla

PRZYGOTOWANIE

1. Naleśniki z mąki kokosowej są doskonałym zamiennikiem tych zrobionych z białej lub pełnoziarnistej mąki. Orzechy makadamia dodają zdrowych tłuszczów i ciekawej konsystencji; jeśli zostawisz je w większych kawałkach, otrzymasz chrupiące naleśniki. Możesz zastąpić gęstą śmietanę większą ilością mleka kokosowego, jeśli nie chcesz używać produktów mlecznych. Podawaj na gorąco z masłem, masłem migdałowym, masłem kokosowym lub kremem z mleka kokosowego.
2. W średniej misce ubij jajka z masłem, śmietaną, mlekiem kokosowym i wanilią.
3. W małej misce wymieszaj mąkę, sól, drożdże, cynamon i słodzik widelcem. Rozbij grudki i dodaj suche składniki.
4. Wsyp orzechy makadamia i wymieszaj. Ciasto będzie gęste. Dodawaj wodę bardzo powoli, aż uzyska pożądaną konsystencję.
5. Rozgrzej grill lub patelnię z płaskim dnem na średnim ogniu. Gdy będzie gotowy, lekko nasmaruj go olejem kokosowym. Nałóż ciasto

na grilla na duże łyżki. Konieczne będzie użycie łyżki lub szpatułki, aby delikatnie rozprowadzić ciasto, aby utworzyć cieńszy naleśnik, ponieważ jego konsystencja nie będzie taka jak tradycyjnego ciasta.

6. Smażyć powoli, kilka minut z każdej strony, aż utworzą się bąbelki. Odwrócić. Podawać na gorąco.

54. PATELNIA DO HAMBURGERÓW

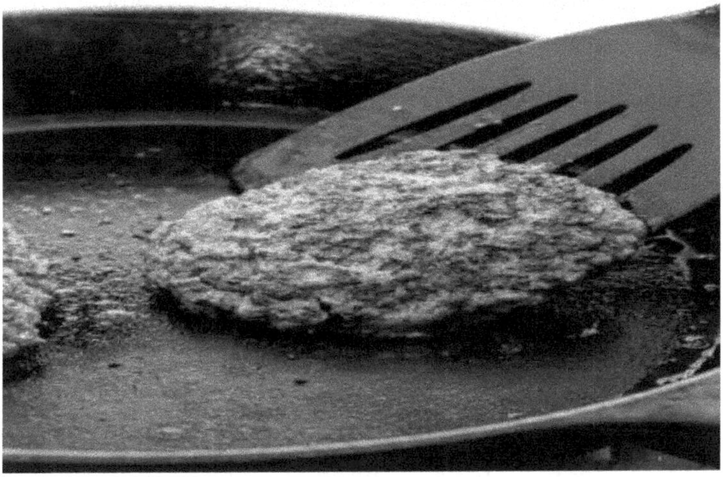

SKŁADNIKI

- 900 g mielonego mięsa wołowego
- 2 pokrojone ząbki czosnku
- 1 łyżeczka (5 ml) suszonego oregano
- 1 łyżeczka (5 ml) soli koszernej
- łyżeczka (2 ml) czarnego pieprzu 3 szklanki (85 g) świeżego młodego szpinaku
- 1 $\frac{1}{2}$ szklanki (170 g) startego sera (cheddar lub podobny) 4 duże jajka

PRZYGOTOWANIE

1. Sięgam po to danie o każdej porze dnia, ale szczególnie na śniadanie. Możesz śmiało dodać kilka kawałków smażonego boczku, aby cieszyć się cheeseburgerem i boczkiem.
2. Rozgrzej piekarnik do 200°C.
3. Na patelni nadającej się do piekarnika (np. żeliwnej) zrumień mielone mięso. Po około pięciu minutach, gdy będzie już trochę gotowe, odstaw je na bok i dodaj czosnek. Podsmażaj przez minutę lub dwie i wymieszaj z mięsem. Dodaj oregano, sól i pieprz i dobrze wymieszaj.
4. Dodaj garście szpinaku, gdy zmięknie. Gdy cały szpinak zostanie wchłonięty, wyjmij patelnię z piekarnika. Dodaj
5. szklankę (120 g) sera i wymieszać.
6. Rozłóż mięso równomiernie na patelni. Następnie zrób cztery dziurki w górnej części mięsa i ostrożnie wbij do każdej po jednym jajku. Posyp resztą sera.
7. Piecz dziesięć minut. Białka muszą się zważyć, a żółtka pozostać płynne. Pozostaw w piekarniku jeszcze kilka minut, aby uzyskać bardziej zwarte żółtka. Podawaj każdą porcję na talerzu.

55. PLACKI ZIEMNIACZANE Z RZEPĄ

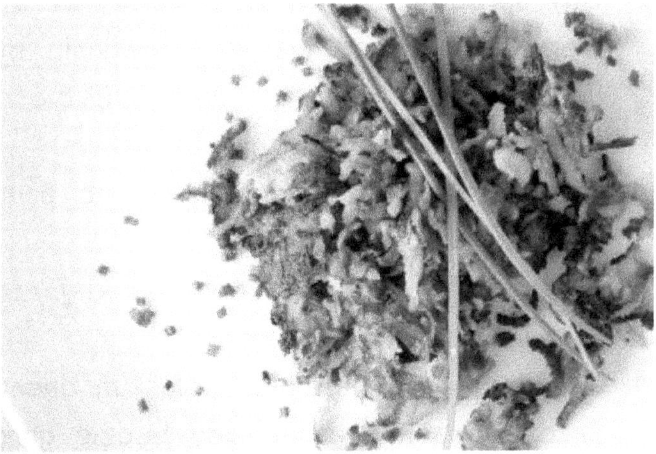

SKŁADNIKI

- 2 średnie rzepy (230 g) umyte i obrane
- 1 duże jajko
- 1 łyżka (15 ml) mąki kokosowej (opcjonalnie)
- 1 łyżeczka (5 ml) soli koszernej i trochę więcej, do smaku $\frac{1}{2}$ łyżeczki (2 ml) czarnego pieprzu
- 2 łyżki (30 ml) tłuszczu z boczku lub masła, lub więcej, jeśli to konieczne
- Śmietana (opcjonalnie)
- Posiekany szczypiorek (opcjonalnie)

PRZYGOTOWANIE

1. Gdy spróbujesz tych ziemniaków, wersja z ziemniakami wyda się w porównaniu mdła. Podawaj z frittatą, aby cieszyć się kompletnym ketogenicznym brunchem.
2. Pokrój rzepę w paski julienne za pomocą tarki lub robota kuchennego.
3. Rozbij jajko w dużej misce i dodaj rzepę. Wymieszaj mąkę, sól i pieprz.
4. Rozgrzej dużą patelnię z płaskim dnem na średnio-wysokim ogniu. Gdy będzie gorąca, dodaj tłuszcz z boczku; Gdy się rozpuści, zmniejsz nieco ogień.
5. Wymieszaj rzepy jeszcze trochę i dodaj je w porcjach po ½ szklanki (120 ml) w gorącym tłuszczu. Wyciśnij je lekko szpatułką, aby je spłaszczyć. Smaż przez trzy do pięciu minut, aż brzegi będą złocistobrązowe. Następnie obróć i smaż z drugiej strony.
6. Podawać na talerzu i dodać odrobinę soli. Jeśli chcesz, przykryć porcją kwaśnej śmietany i udekorować szczypiorkiem.

56. MISKA JOGURTU GRECKIEGO Z CHRUPIĄCYMI MIGDAŁAMI

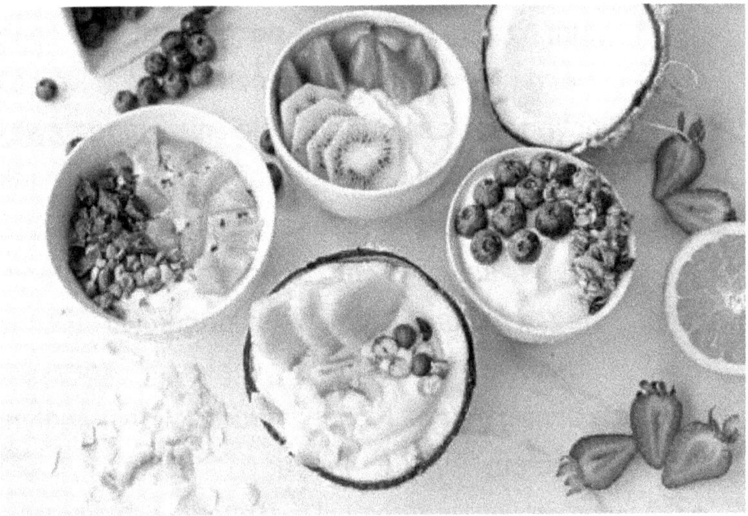

SKŁADNIKI

- filiżanka (15 g) niesłodzonych wiórków kokosowych 2 łyżki (15 g) migdałów w plastrach
- 1 szklanka (250 ml) pełnotłustego jogurtu greckiego
- 1/3 szklanki (80 ml) pełnego mleka kokosowego
- Słodzik ketogeniczny, do smaku (opcjonalnie)
- 2 łyżki (30 ml) surowego masła migdałowego (bez dodatku cukru)
- 2 łyżki (15 g) ziaren kakaowca

- Trochę mielonego cynamonu

PRZYGOTOWANIE

1. Ziarna kakaowe to po prostu prażone ziarna rośliny kakaowca, z której powstaje czekolada. Ale nie spodziewaj się, że będą smakować tak samo jak Twoja ulubiona czekolada. Są to czyste kakao, czyli nieprzetworzona czekolada, bez cukru i innych składników. Ziarna kakaowe mają wiele korzyści zdrowotnych; Na przykład są doskonałym źródłem magnezu, żelaza i przeciwutleniaczy. Dostarczają 5 gramów węglowodanów na porcję, ale 0 cukru, więc to od Ciebie zależy, czy uwzględnisz je w tym przepisie i w jakim stopniu.
2. Na małej patelni podpraż wiórki kokosowe na średnio-niskim ogniu i bez tłuszczu, aż lekko się zrumienią. Powtórz czynność z pokrojonymi migdałami.
3. Wymieszaj jogurt, mleko kokosowe i słodzik, jeśli jest używany. Podziel mieszankę do dwóch misek. Dodaj łyżkę (15 ml) masła migdałowego do każdej i mieszaj, aż się połączy (nic się nie stanie, jeśli wszystko zostanie wymieszane). Posyp wierzch odrobiną prażonego

kokosa, zmielonych migdałów, ziaren kakaowca i cynamonu.

57. FRITTATA Z MIELONYM MIĘSEM, JARMUŻEM I SEREM KOZIM

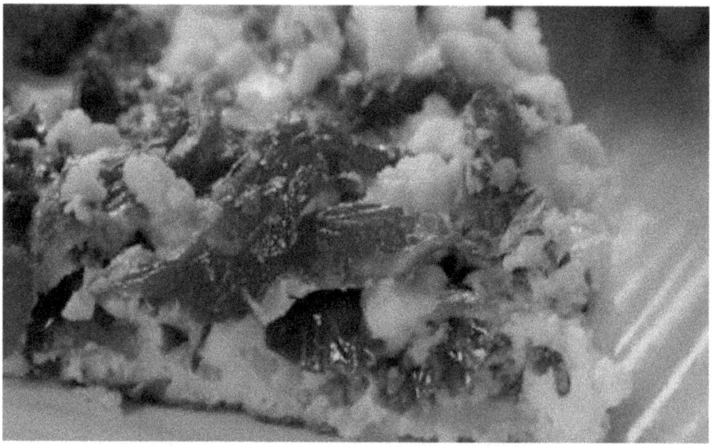

SKŁADNIKI

- pęczek jarmużu (4 lub 5 liści) dowolnej odmiany 1 łyżka (15 ml) oleju z awokado
- 450 g mielonego mięsa wieprzowego
- 1 łyżeczka (5 ml) suszonej szałwii
- 1 łyżeczka (5 ml) suszonego tymianku
- $\frac{1}{4}$ łyżeczki (1 ml) mielonej gałki muszkatołowej $\frac{1}{4}$ łyżeczki (1 ml) posiekanej

czerwonej papryki 1 mała cebula lub ½ dużej pokrojonej w kostkę

- 2 pokrojone ząbki czosnku
- 8 dużych jajek
- szklanka (120 ml) gęstej śmietany
- 1 szklanka (90 g) startego sera koziego lub więcej, według smaku

PRZYGOTOWANIE

1. Każdy entuzjasta diety ketogenicznej powinien wiedzieć, jak zrobić frittatę. Możesz użyć kombinacji mięsa, sera, warzyw, ziół i przypraw, które lubisz.
2. Ostrym nożem usuń grube łodygi liści jarmużu. Pokrój łodygi w kostkę i posiekaj liście. Odstaw.
3. Rozgrzej olej na średnim ogniu w dużej patelni nadającej się do grillowania (np. żeliwnej). Gdy będzie gorący, dodaj wieprzowinę. Smaż przez pięć minut, mieszając od czasu do czasu.
4. W małej misce wymieszaj szałwię, tymianek, gałkę muszkatołową i czerwoną paprykę. Dodaj wszystko do mięsa na patelni i dobrze wymieszaj. Kontynuuj gotowanie przez

kolejne pięć minut, aż wieprzowina będzie dobrze wysmażona.

5. Łyżką cedzakową przełóż mięso do miski. Jeśli na patelni jest dużo tłuszczu, usuń część, pozostawiając tylko jedną lub dwie łyżki (15 do 30 ml).
6. Dodaj cebulę i łodygi jarmużu na patelnię. Smaż około pięciu minut, aż cebula zmięknie. Dodaj czosnek i mieszaj przez minutę. W razie potrzeby odtłuść patelnię odrobiną wody, usuwając przypieczone cząstki.
7. Dodaj garść liści jarmużu i mieszaj, aż zmiękną, aż wszystkie liście znajdą się na patelni i będą trochę ugotowane. Dodaj mięso do patelni i dobrze wymieszaj.
8. Ubij jajka ze śmietaną w średniej misce. Wlej mieszankę na mięso i warzywa na patelni, tworząc jednorodną warstwę. Smaż bez mieszania przez około pięć minut, aż jajko zacznie się ścinać.
9. Umieść ruszt piekarnika na średniej wysokości (około 15 lub 20 cm od góry) i włącz grill. Przykryj jajka serem kozim. Włóż patelnię do piekarnika i zapiekaj, aż jajko się zetnie, a ser kozi lekko zrumieni. Często sprawdzaj, aby się nie przypaliło.

10. Wyjmij patelnię z piekarnika i odstaw na kilka minut. Pokrój w trójkąty i podawaj.

58. PŁATKI KETOAVENA W STYLU BRADA

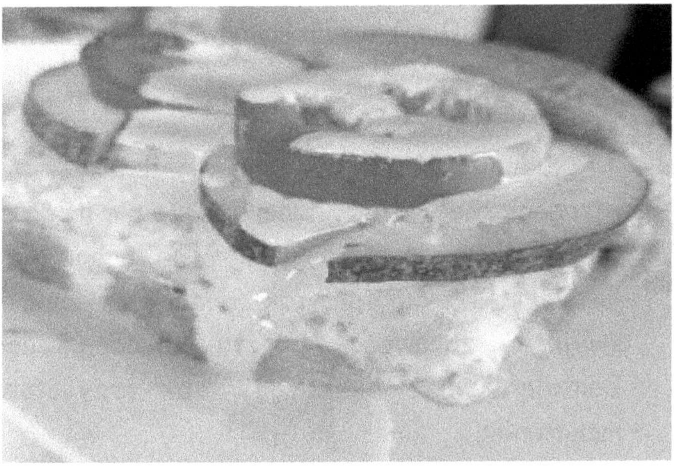

SKŁADNIKI

- szklanka (120 ml) mleka kokosowego 3 żółtka
- $\frac{1}{4}$ szklanki (60 ml) wiórków kokosowych
- łyżeczka (2 ml) mielonego cynamonu
- 1 łyżeczka (5 ml) ekstraktu waniliowego

- szklanka (60 g) bardzo zmielonych orzechów (orzechy, migdały, pekan, orzechy makadamia lub mieszanka)
- 2 łyżki (30 ml) masła migdałowego
- 1 / 8 łyżeczki (0,5 ml) soli (bez soli, jeśli zawiera masło migdałowe i sól)
- 1 łyżka (15 ml) ziaren kakaowca (opcjonalnie)

Pokrycia

- $\frac{1}{4}$ szklanki (60 ml) mleka kokosowego
- 2 łyżeczki (10 ml) ziaren kakaowca (opcjonalnie)

PRZYGOTOWANIE

1. To odpowiedź Brada na krytyków diety ketogenicznej, którzy twierdzą, że nie mogą żyć bez płatków śniadaniowych. Brad negocjuje z hotelem Ritz-Carlton, aby dodać to danie do swojego zdrowego bufetu śniadaniowego... Żartuję! Odłóż białka jaj, aby przygotować makaroniki.
2. Wymieszaj mleko i wiórki kokosowe, żółtka jaj, cynamon, wanilię, orzechy, masło migdałowe, sól i ziarna kakao (jeśli są używane) w średnim rondlu. Podgrzewaj na średnio-niskim ogniu, mieszając bez przerwy, przez trzy lub cztery minuty.
3. Podawać w dwóch małych miseczkach. Wlać do każdej dwie łyżki (30 ml) mleka kokosowego i łyżeczkę ziaren kakaowca. Zjeść od razu.

59. BABECZKI JAJECZNE W

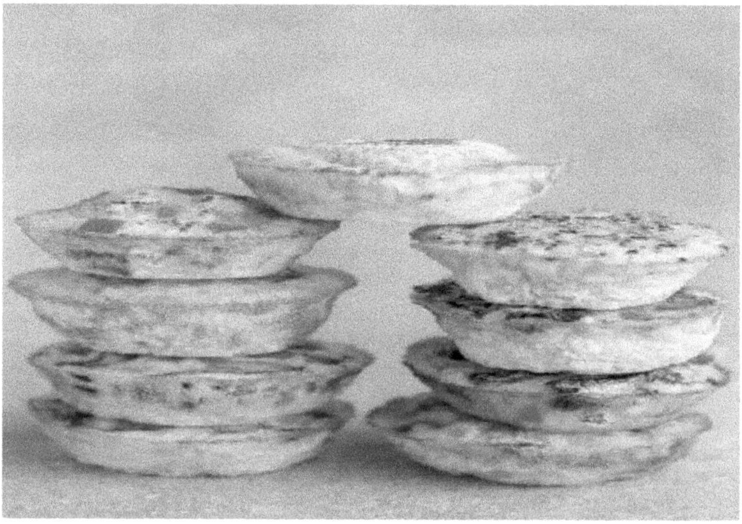

FOREMKACH NA SZYNKĘ

SKŁADNIKI

- 1 łyżka (15 ml) roztopionego oleju kokosowego
- 6 plastrów gotowanej szynki (najlepiej pokrojonej w cienkie plasterki)
- 6 dużych jajek
- Sól i pieprz do smaku
- 3 łyżki (45 ml) startego sera cheddar (opcjonalnie)

PRZYGOTOWANIE

1. Te muffiny to idealne szybkie śniadanie. Przygotuj je poprzedniego wieczoru, aby następnego dnia włożyć je do mikrofalówki lub piekarnika. Upewnij się, że kupujesz dobrej jakości szynkę, a nie tanią kiełbasę.
2. Rozgrzej piekarnik do 200°C. Posmaruj sześć wgłębień formy do pieczenia babeczek roztopionym olejem kokosowym.
3. Włóż plaster szynki i jajko do każdego wgłębienia. Salpimentar i posyp ½ łyżki (7,5 ml) sera na wierzchu każdego jajka.
4. Piec przez trzynaście do osiemnastu minut, w zależności od preferowanego stopnia wysmażenia żółtek.
5. Wyjmij blachę z piekarnika i pozwól jej ostygnąć przez kilka minut, zanim ostrożnie wyjmiesz «muffiny». Schłodź w szklanym lub plastikowym pojemniku, aby nie wyschły.

60. SPECULOOS, PRZEPIS UPROSZCZONY

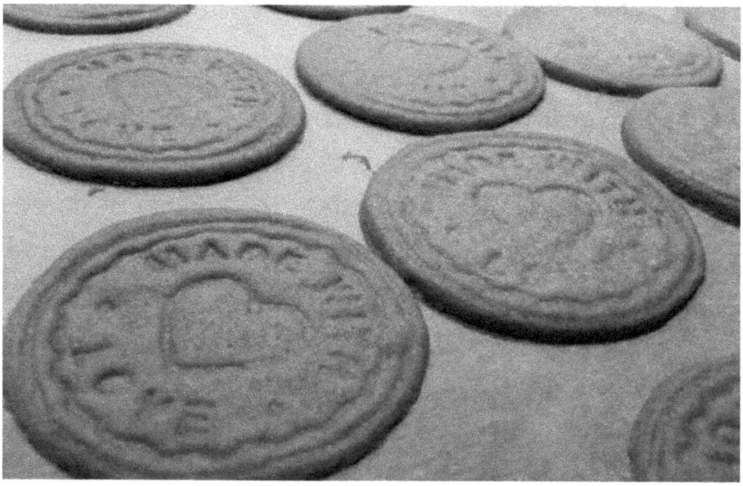

SKŁADNIKI

- .250 g masła.
- 350 g mąki, przesianej.
- 200 g brązowego cukru
- 0,5 g sody oczyszczonej.
- 1 jajko.
- 1 łyżka soli

PRZYGOTOWANIE

9. Przygotowanie speculoos wymaga odczekania 12 godzin.
10. W pierwszym pojemniku wymieszaj 40 g mąki, sodę oczyszczoną i sól.
11. Rozpuść masło.
12. Przełóż do drugiego pojemnika, dodaj brązowy cukier, jajko i energicznie wymieszaj. Następnie dodaj pozostałą mąkę, cały czas mieszając. Wymieszaj wszystko i odstaw na 12 godzin do lodówki.
13. Po 12 godzinach posmaruj masłem blachy do pieczenia.
14. Rozwałkuj ciasto na grubość co najmniej 3 milimetrów i pokrój je w foremki według własnego wyboru.
15. Piecz wszystko przez 20 minut, obserwując proces pieczenia.
16. Najlepiej jest odczekać, aż speculoos ostygną przed spożyciem!

6 1. MIESZANKA PRZYPRAW CHAI

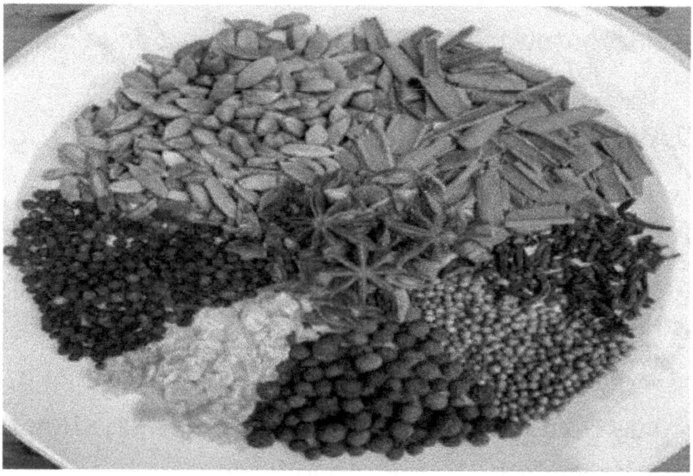

SKŁADNIKI

- 2 łyżeczki (10 ml) mielonego cynamonu
- 2 łyżeczki (10 ml) mielonego kardamonu
- 1 łyżeczka (5 ml) mielonego imbiru
- 1 łyżeczka (5 ml) zmielonych goździków
- 1 łyżeczka (5 ml) mielonego ziela angielskiego

PRZYGOTOWANIE

1. To proste ciasto można przygotować wcześniej, a jego złożenie zajmuje tylko kilka minut. Włóż je do lodówki, a rano będzie gotowe. Jeśli przygotujesz je w małych słoiczkach z zakrętką, możesz zabrać je, gdziekolwiek chcesz. Z mieszanki przypraw wyjdzie więcej, niż potrzebujesz do tego przepisu; Przechowuj to, co otrzymasz, w pustym słoiczku z przyprawami.
2. W misce wymieszaj mleko kokosowe z nasionami chia, mieszanką przypraw, wanilią i stewią (jeśli wolisz uzyskać bardziej jednolitą konsystencję, możesz użyć miksera ręcznego lub szklanego).
3. Rozłóż mieszankę równo w dwóch słoikach lub miseczkach.
4. Odstawić do lodówki na co najmniej cztery godziny (jeśli to możliwe, to na całą noc), aby zgęstniało.
5. Jeśli używasz dodatków, dodaj je i podawaj.

6 2. JAJECZNICA Z KURKUMĄ

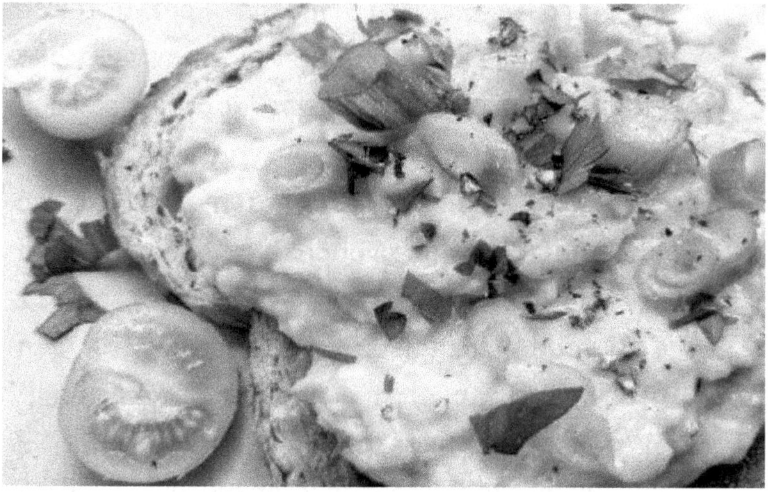

SKŁADNIKI

- 3 duże jajka
- 2 łyżki (30 ml) gęstej śmietany (opcjonalnie)
- 1 łyżeczka (5 ml) mielonej kurkumy
- Sól do smaku
- Świeżo zmielony czarny pieprz do smaku
- 1 łyżka (15 g) masła

PRZYGOTOWANIE

1. Ta prosta odmiana jajecznicy życia to pyszny sposób na rozpoczęcie dnia i ma działanie przeciwzapalne. Kurkuma jest wysoko ceniona w środowisku zdrowotnym, ponieważ zawiera związek zwany „kurkuminą", który w różnych badaniach wykazano jako korzystny w przypadku wielu dolegliwości, od zapalenia stawów po profilaktykę raka. Nie rezygnuj z czarnego pieprzu, ponieważ zawiera piperynę, która poprawia wchłanianie kurkuminy przez organizm.
2. W małej misce lekko ubij jajka ze śmietaną. Dodaj kurkumę, sól i pieprz.
3. Rozpuść masło na średnim ogniu w rondlu. Gdy zacznie bulgotać, delikatnie wlej je na mieszankę jajek. Mieszaj często, gdy jajka zaczną się ścinać i gotuj przez dwie lub trzy minuty.
4. Zdjąć z ognia, spróbować, jeśli to konieczne, dodać więcej soli i pieprzu i podawać.

6 3. MLEKO KOKOSOWE

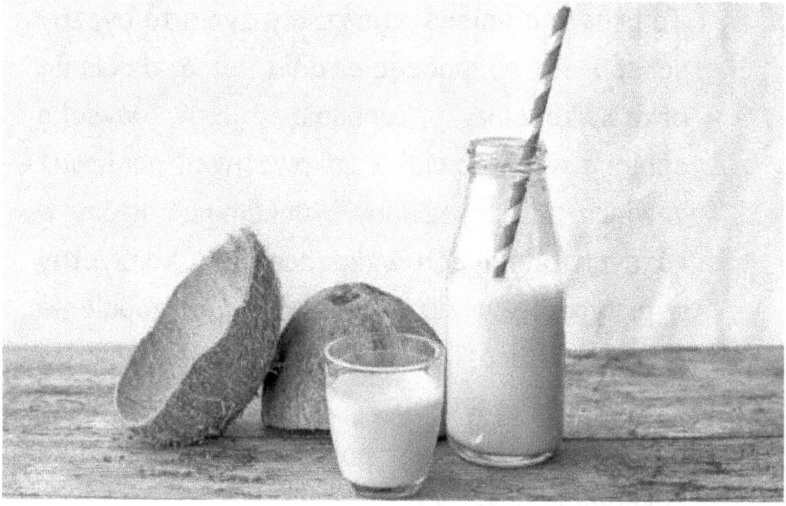

SKŁADNIKI

- Mleko kokosowe i ¼ szklanki świeżych jagód
- 1 szklanka (100 g) surowych migdałów
- 1 szklanka (100 g) surowych orzechów nerkowca
- 1 szklanka (100 g) surowych pestek dyni
- 1 szklanka (100 g) surowych nasion słonecznika
- szklanka (60 ml) zmiękczonego oleju kokosowego 1 łyżka (15 ml) surowego miodu
- 1 łyżeczka (5 ml) ekstraktu waniliowego
- 1 łyżeczka (5 ml) himalajskiej różowej soli 1 szklanka (60 g) niesłodzonych wiórków

kokosowych 1 szklanka (60 g) ziaren kakaowca

Składniki opcjonalne

- szklanka (180 ml) pełnego mleka kokosowego lub niesłodzonego mleka migdałowego $\frac{1}{4}$ szklanki (40 g) świeżych jagód

PRZYGOTOWANIE

1. Katie French, autorka Paleo Cooking Bootcamp, stworzyła szybkie i proste danie, które może przywrócić płatki zbożowe do twojego życia. Podawaj z pełnym mlekiem kokosowym lub migdałowym, świeżymi jagodami i całym jogurtem greckim lub włóż granolę do torebek na przekąski i zabierz ją ze sobą.
2. Piekarnik rozgrzać do 180°C. Przykryć blachę lub żeliwny garnek papierem do pieczenia.
3. Jeśli chcesz, posiekaj orzechy i nasiona za pomocą robota kuchennego, ręcznego siekacza lub ostrego noża.
4. W dużej misce wymieszaj olej kokosowy, miód i wanilię. Dodaj orzechy i nasiona, sól morską, wiórki kokosowe i ziarna kakaowe i dobrze wymieszaj.

5. Przenieś mieszankę granoli do formy do pieczenia. Piecz przez dwadzieścia minut, obracając raz, aż lekko się zrumieni.
6. Pozostaw mieszankę do ostygnięcia na pół godziny i przełóż ją do szczelnego pojemnika. Przechowuj w lodówce do trzech tygodni.
7. Dodaj preferowane składniki opcjonalne.

6 4. PRZEKĄSKI JAJECZNE CURLEY

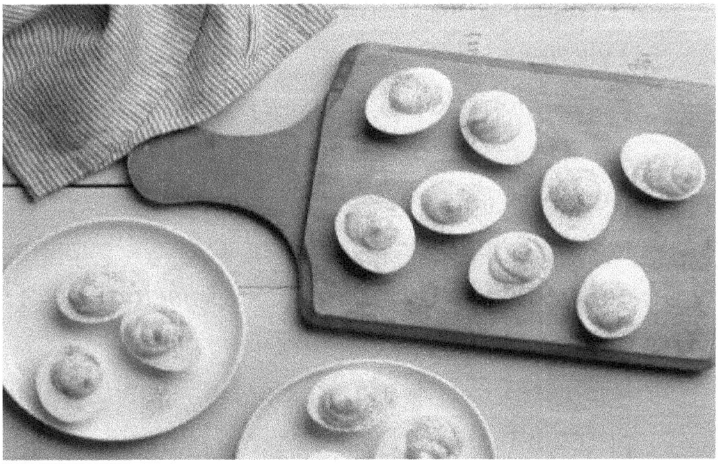

SKŁADNIKI

- 1 łyżka (15 ml) oleju kokosowego
- ¼ bardzo posiekanej cebuli
- 250 g mielonej wołowiny hodowanej na trawie
- 1 ząbek czosnku w plasterkach
- 1 łyżeczka (5 ml) mielonego kminu
- 1 łyżeczka (5 ml) soli koszernej
- ½ łyżeczki (2 ml) czarnego pieprzu

- łyżeczka (1 ml) pieprzu cayenne (opcjonalnie) 6 dużych jajek
- ½ szklanki (45 g) startych różnorodnych serów

PRZYGOTOWANIE

1. Przekąski jajeczne były pożywieniem dla Tylera i Connora Curleyów, starych przyjaciół Brada, którzy podróżowali po świecie przez dziesięć lat.
2. Piekarnik rozgrzać do 200°C. Naczynie o wymiarach 15 cm na 15 cm wyłożyć papierem do pieczenia (lub dobrze natłuścić łyżką [15 ml] roztopionego oleju kokosowego).
3. Rozgrzej olej w dużej patelni i smaż cebulę przez kilka minut, aż zacznie brązowieć.
4. Dodaj mielone mięso, dobrze wymieszaj i smaż przez około dziesięć minut, aż prawie cały różowy odcień stracisz.
5. Przesuń mielone mięso i cebulę w kierunku brzegów patelni. Umieść czosnek w środku i smaż, aż uwolni swój aromat. Wszystko bardzo dobrze wymieszaj.
6. Dodaj kumin, sól, pieprz i pieprz cayenne (jeśli używasz). Dobrze wymieszaj i gotuj

przez kolejne pięć minut, aż mięso będzie całkowicie ugotowane. Zdejmij z ognia.

7. W dużej misce ubij jajka. Dodaj szklankę mieszanki mięsnej do jajek, mieszając bez przerwy, aby nie skończyły się ścinać. Dodaj resztę mięsa i dobrze wymieszaj.
8. Wlać jajko i mieszankę mięsną do naczynia do pieczenia. Posypać serem i piec przez dwadzieścia minut. Włożyć nóż do masła w środek; Gdy wyjdzie czysty, wyjąć z piekarnika. Ostudzić przez kilka minut i pokroić na kawałki wielkości kęsa.

6 5. GOFRY Z SOSEM MIĘSNYM

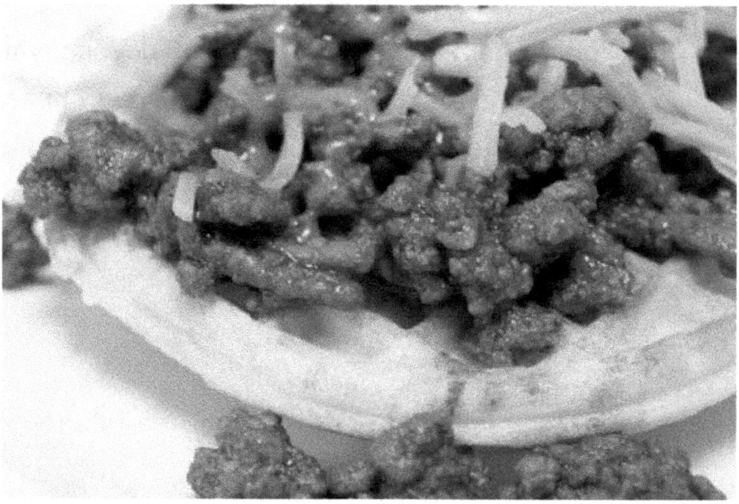

SKŁADNIKI

Sos mięsny

- 450 g mielonego mięsa wieprzowego (lub wołowego lub indyczego)
- 1 łyżeczka (5 ml) suszonej szałwii
- łyżeczka (2 ml) suszonego tymianku
- łyżeczka (2 ml) mielonego czosnku
- $\frac{1}{4}$ łyżeczki (1 ml) soli koszernej

- $\frac{1}{4}$ łyżeczki (1 ml) czarnego pieprzu 300 ml pełnego mleka kokosowego (patrz uwaga)

Gofry

- 2 duże jajka
- 1 łyżka (15 ml) roztopionego oleju kokosowego $\frac{1}{2}$ szklanki (120 ml) pełnego mleka kokosowego
- szklanka (80 g) mąki migdałowej lub suszonego miąższu owocowego (patrz uwaga) $\frac{1}{4}$ łyżeczki (1 ml) soli
- $\frac{1}{2}$ łyżeczki (2 ml) drożdży
- $1\frac{1}{2}$ łyżeczki (7 ml) proszku z maranty

PRZYGOTOWANIE

1. Ten przepis to dobry sposób na wykorzystanie miąższu, który pozostaje po zrobieniu mleka z suszonych owoców. Wolę poświęcić czas na przygotowanie własnego sosu mięsnego od podstaw, ale można użyć kupionych kiełbasek, pod warunkiem, że nie zawierają dodanego cukru ani innych niedozwolonych składników.
2. Rozgrzej dużą patelnię na średnim ogniu i dodaj mielone mięso. Rozdrobnij widelcem podczas gotowania.
3. Po około pięciu minutach, gdy wieprzowina jest prawie gotowa, dodaj przyprawy i

dobrze wymieszaj. Duś jeszcze dwie lub trzy minuty, aż do uzyskania złotego koloru. Dodaj mleko kokosowe i poczekaj, aż się zagotuje. Gdy to nastąpi, zmniejsz ogień.

4. W średniej misce ubij jajka z olejem kokosowym i mlekiem kokosowym. Dodaj miąższ, sól, drożdże i mąkę z maranty. Dobrze wymieszaj. Ciasto na gofry będzie gęstsze niż tradycyjne; w razie potrzeby dodaj odrobinę wody od łyżki do łyżki, aż uzyska odpowiednią konsystencję.
5. Wlej odrobinę ciasta do gofrownicy na średnio-niską temperaturę (możesz również użyć lekko natłuszczonej patelni lub grilla i zrobić naleśniki). Wyjmij gofra, gdy będzie gotowy i powtórz z resztą ciasta.
6. Podawaj gofry polane sosem.

6 6. KAWA O WYSOKIEJ ZAWARTOŚCI

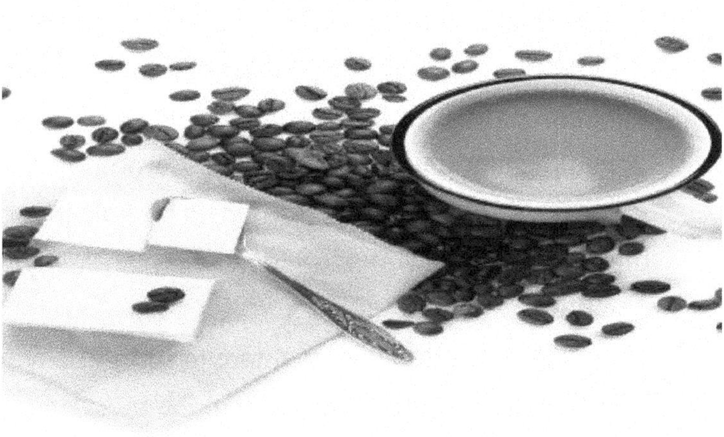

TŁUSZCZU

SKŁADNIKI

- 1 filiżanka (250 ml) dobrej jakości kawy
- 1-2 łyżki (15 do 30 ml) niesolonego masła
- 1-2 łyżki (15 do 30 ml) oleju MCT (lub oleju kokosowego, chociaż MCT jest lepszy)

Składniki opcjonalne

- $\frac{1}{2}$ łyżeczki (2 ml) ekstraktu waniliowego
- łyżeczka (1 ml) niesłodzonego czarnego kakao w proszku 1 łyżka (15 ml) proszku hydrolizatu kolagenu
- Szczypta mielonego cynamonu

PRZYGOTOWANIE

1. Jeśli piłeś kawę z cukrem każdego ranka, nie będziesz za nią tęsknić, gdy zaczniesz cieszyć się tą kawą, pełną pysznych tłuszczów, które stymulują produkcję ketonów. Wielu zwolenników diety ketogenicznej pije wysokotłuszczową kawę zamiast śniadania i wytrzymuje do obiadu lub kolacji. Zacznij od łyżki masła i kolejnego oleju MCT i zwiększaj dawkę we własnym tempie.
2. Ubij kawę, masło i olej szklanym lub ręcznym blenderem, aż powstanie piana. Do picia.

6 7. Ketogeniczna Mocha Białkowa

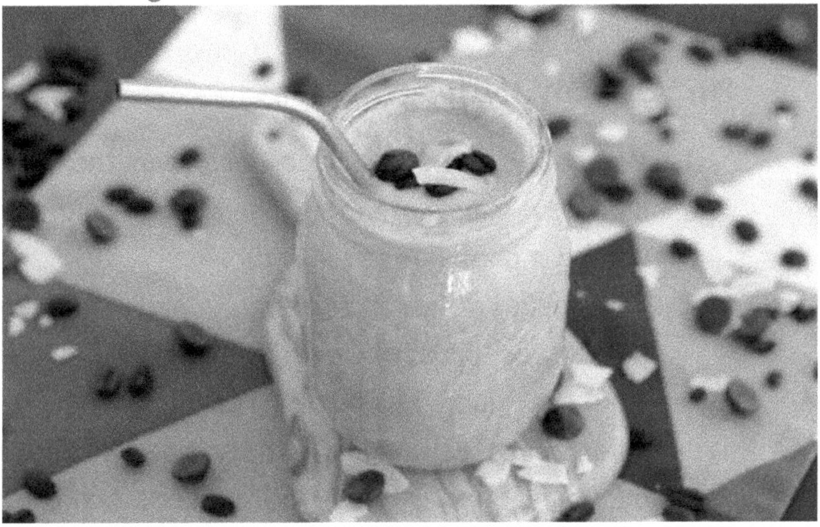

SKŁADNIKI

- filiżanka (120 ml) mocnej kawy lub 1 porcja espresso 1 łyżka (15 ml) niesolonego masła
- 1 łyżka (15 ml) oleju MCT (lub oleju kokosowego, choć lepiej jest używać oleju MCT)
- $\frac{1}{4}$ szklanki (60 ml) pełnego, podgrzanego lub odparowanego mleka kokosowego
- 1 miarka (20 g) proszku zastępującego posiłek o smaku czekoladowo-kokosowym Primal Fuel
- $\frac{1}{4}$ łyżeczki (1 ml) niesłodzonego kakao w proszku Gorąca woda
- Szczypta mielonego cynamonu

- Bita śmietana lub krem kokosowy (opcjonalnie)

PRZYGOTOWANIE

1. Wypróbuj ten przepis po porannym treningu lub gdy masz ochotę na drogą cukrową bombę z pobliskiej stołówki.
2. Wymieszaj kawę, masło, olej, mleko kokosowe, proszek proteinowy i kakao w szklance lub mikserze ręcznym, aż do spienienia. Jeśli napój jest zbyt gęsty, dodaj odrobinę gorącej wody od łyżki do łyżki, aż uzyskasz pożądaną konsystencję.
3. Wlać do gorącej filiżanki i posypać szczyptą cynamonu. Jeśli chcesz, dodaj trochę bitej śmietany.

6 8. ZIELONY KOKTAJL

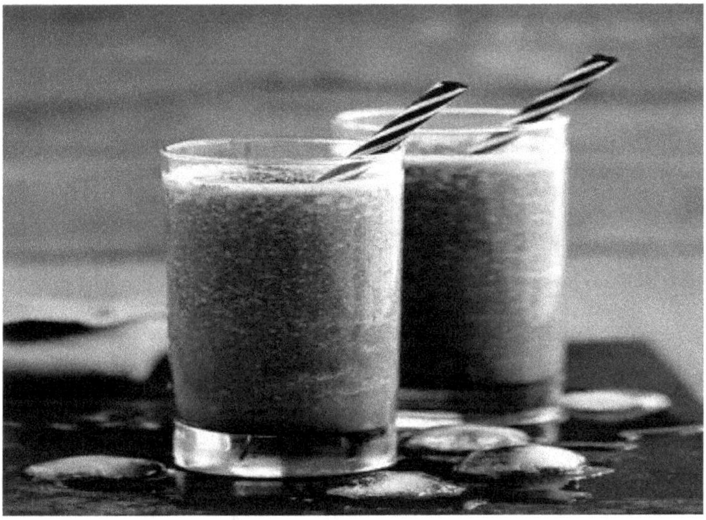

SKŁADNIKI

- 1 puszka (400 ml) pełnego mleka kokosowego
- 1 łyżeczka (5 ml) ekstraktu waniliowego
- Duża garść warzyw, np. jarmużu lub szpinaku (około 2 szklanek)
- 1 łyżka (15 ml) oleju MCT lub oleju kokosowego
- 2/3 szklanki (150 g) kruszonego lodu
- 2 miarki (42 g) proszku zastępującego posiłek Primal Fuel (Wanilia i kokos)

PRZYGOTOWANIE

1. Czekolada z kokosem lub zwykły proszek białkowy z serwatki.
2. Jeśli dysponujesz tylko jedną minutą, ta opcja jest fantastyczna i prosta.
3. Nie przegap okazji, aby spożyć obfitą porcję warzyw.
4. W blenderze zmiksuj mleko kokosowe, wanilię, warzywa, olej i lód.
5. Dodaj proszek proteinowy i mieszaj na niskiej mocy, aż się połączy. Do podania.

6 9. KOKTAJL Z BURAKÓW I IMBIRU

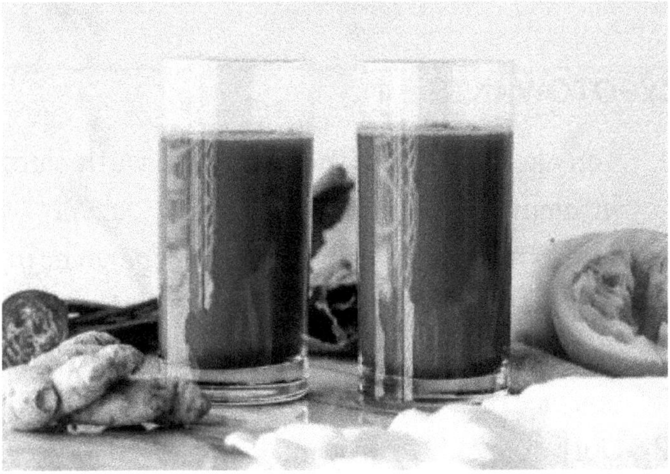

SKŁADNIKI

- burak średni (pieczony burak jest łatwiejszy do ubicia; jeśli jest surowy, należy go najpierw pokroić w kostkę)
- $\frac{1}{4}$ szklanki (110 g) jagód, świeżych lub mrożonych
- 1 szklanka (250 ml) mleka migdałowego lub innego niesłodzonego mleka roślinnego w proszku
- Duża garść warzyw, np. jarmużu lub szpinaku (około 2 szklanek) 10 orzechów makadamia
- 3-centymetrowy kawałek świeżego imbiru obrany i pokrojony w kostkę, 2 łyżki (30 ml) oleju MCT lub oleju kokosowego, 5-10 kropli płynnej stewii lub do smaku (opcjonalnie)

- 2/3 szklanki (150 g) kruszonego lodu

PRZYGOTOWANIE

1. Ten koktajl jest pełen przeciwutleniaczy, witamin i minerałów, co czyni go fantastycznym napojem do regeneracji w dni, kiedy trenowałeś bardzo intensywnie. Ponadto orzechy makadamia i olej MCT dostarczają sporą ilość zdrowych tłuszczów.
2. Ubij buraki, żurawinę, mleko migdałowe, warzywa, orzechy makadamia, imbir, olej i stewię w szklanym blenderze. Drugi cykl może być konieczny, jeśli używane są surowe buraki lub jeśli orzechy makadamia nie są w ogóle ubijane.
3. Dodaj lód i ubijaj, aż mieszanina stanie się jednolita.

7 0. SMOOTHIE Z CZEGOKOLWIEK

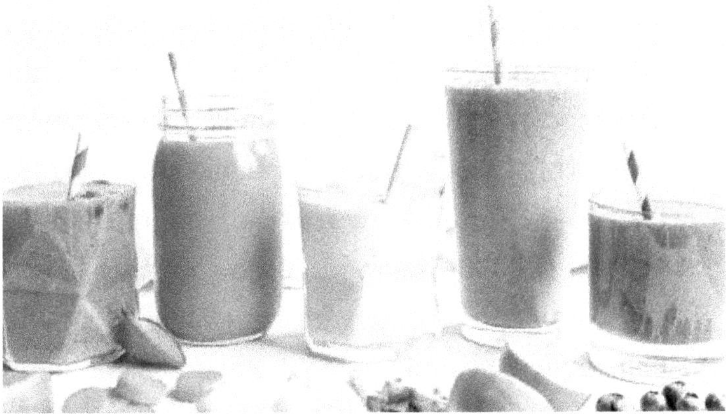

SKŁADNIKI

- 3 szklanki (50 g) liści jarmużu
- szklanka (120 ml) pełnego mleka kokosowego
- średnie awokado (około $\frac{1}{4}$ szklanki; 60 g) $\frac{1}{4}$ szklanki (30 g) surowych migdałów
- 3 orzechy brazylijskie
- filiżanka (30 g) świeżych ziół (patrz Uwaga)
- 2 miarki proszku zastępczego paliwa czekoladowo-kokosowego Primal Fuel lub zwykłego proszku białka serwatkowego
- 1 łyżka (15 ml) kakao w proszku (jeśli to możliwe, gorzkiej czekolady)
- 1 łyżeczka (5 ml) mielonego cynamonu
- 1 łyżeczka (5 ml) himalajskiej różowej soli
- 2 lub 3 krople ekstraktu z mięty pieprzowej (opcjonalnie)
- 1 lub 2 szklanki kostek lodu

PRZYGOTOWANIE

1. Ten koktajl jest inspirowany jednym z ulubionych śniadań Bena Greenfielda, słynnego triathlonisty i trenera. Nazywam go „smoothie wszystkiego", ponieważ możesz włożyć do lodówki wszystko, co masz! Nie wahaj się dostosować tego przepisu, aby uwzględnić orzechy i zioła, które masz. To prawdziwy posiłek pełen kalorii i składników odżywczych, więc jeśli chcesz, możesz podzielić go na dwie porcje.
2. Umieść koszyk do gotowania na parze w małym garnku z 2 lub 3 cm wody na dnie. Doprowadź wodę do wrzenia i gotuj jarmuż na parze przez pięć minut.
3. Wrzuć jarmuż do blendera. Dodaj mleko kokosowe, awokado, orzechy i zioła. Ubijaj na pełnej mocy przez trzydzieści sekund.
4. Dodaj proszek proteinowy, kakao, cynamon, sól, ekstrakt z mięty pieprzowej i lód, ubijaj, aż do uzyskania jednolitej konsystencji.
5. W razie konieczności dodaj wody, aby uzyskać pożądaną konsystencję.

7 1. ZŁOTA HERBATA

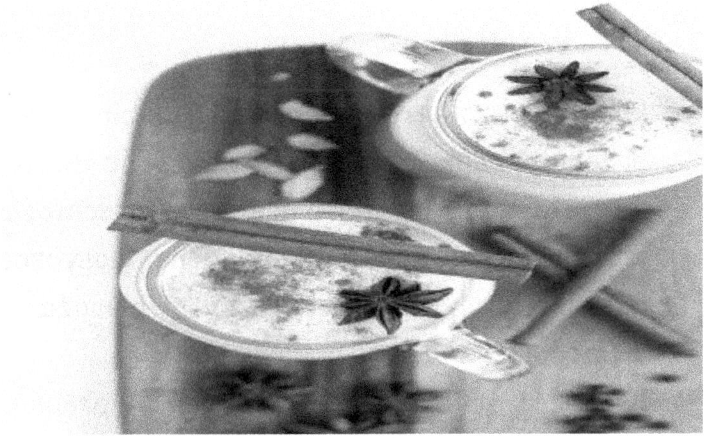

SKŁADNIKI

- $1\frac{1}{2}$ szklanki (375 ml) mleka z suszonych owoców
- 1 łyżeczka (5 ml) mielonej kurkumy
- 1 łyżeczka (5 ml) mieszanki przypraw chai
- łyżeczka (2 ml) czarnego pieprzu
- łyżeczka (2 ml) ekstraktu waniliowego
- 1 łyżka (15 ml) oleju kokosowego lub oleju MCT
- 1 łyżka (15 ml) proszku kolagenowego (opcjonalnie)
- 5-10 kropli płynnej stewii lub do smaku

PRZYGOTOWANIE

1. Ponieważ zawiera kurkumę i imbir, dwie przeciwzapalne przyprawy, wiele osób uważa, że złote mleko lub złote mleko ma właściwości lecznicze. Ta wersja ma dodane klasyczne przyprawy chai. Gorąca filiżanka pomoże Ci się zrelaksować w nocy.
2. Podgrzej mleko z orzechami, kurkumą, przyprawami chai i pieprzem w rondlu bez gotowania. Gotuj powoli przez kilka minut.
3. Dodaj wanilię, olej kokosowy, proszek kolagenowy (jeśli używasz) i stewię.
4. Za pomocą blendera ręcznego dobrze wymieszaj, aż powstanie piana. Spróbuj i dostosuj słodkość stewią (bez przesady).

7 2. Bulion z kości kurczaka

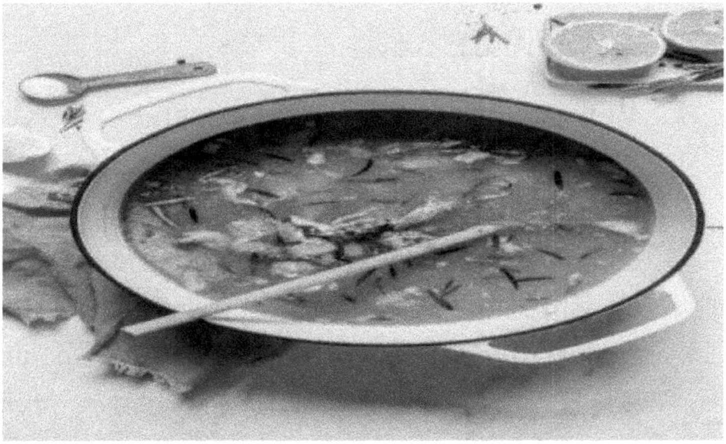

SKŁADNIKI

- 4 szklanki (300 do 400 g) kości z kurczaka lub tuszek z kurczaka o wadze 1,4 kg
- 2 lub 3 szklanki (150 do 300 g) resztek warzyw (patrz Rada); lub 1 duża pokrojona w kostkę cebula ze skórką i korzeniem, jeśli pochodzi z ekologicznej uprawy, 2 łodygi selera i 2 pokrojone w kostkę marchewki, w tym 2 zmiażdżone ząbki czosnku
- 1 łyżka (15 ml) pokrojonego świeżego imbiru
- 10 ziaren czarnego pieprzu
- 1 liść laurowy
- Świeże zioła, np. tymianek lub rozmaryn (opcjonalnie)

PRZYGOTOWANIE

1. Metoda 1: Włóż kości, resztki warzyw, czosnek, imbir, pieprz i liść laurowy do dużego garnka z wystarczającą ilością wody, aby przykryć wszystkie składniki. Doprowadź do wrzenia i, gdy zacznie wrzeć, zmniejsz temperaturę, aby gotować na wolnym ogniu. Gotuj przez kilka godzin, im dłużej, tym lepiej, monitorując poziom wody i dodając więcej płynu, jeśli spadnie za nisko.
2. Metoda 2: Umieść składniki w wolnowarze z wystarczającą ilością wody, aby dobrze je przykryć. Przykryj i zmniejsz ogień do minimum. Gotuj przez co najmniej osiem godzin, chociaż wynik będzie lepszy, jeśli gotujesz dłużej. Możesz gotować wywar przez dwadzieścia cztery godziny lub dłużej.
3. Metoda 3: Umieść wszystkie składniki w Instant Pot lub podobnym elektrycznym szybkowarze i napełnij go wodą (nie przekraczając maksymalnej linii). Zamknij pokrywkę i gotuj przez dwie godziny. Pozwól, aby ciśnienie wzrosło naturalnie przed otwarciem garnka.
4. Gdy wywar jest gotowy, przecedź go przez sitko o drobnych oczkach i szybko ostudź.

Najłatwiejszym sposobem jest założenie korka na zlew i napełnienie go do połowy lodowatą wodą. Umieść metalową miskę lub czysty metalowy garnek w lodowatej wodzie i przelej wywar przez sitko.

5. Kiedy wywar wystygnie, przełóż go do czystych pojemników (np. szklanych słoików z zakrętkami) i wstaw do lodówki lub zamroź, jeśli nie planujesz go wykorzystać w ciągu kilku dni.

7 3. MLEKO ORZECHOWE

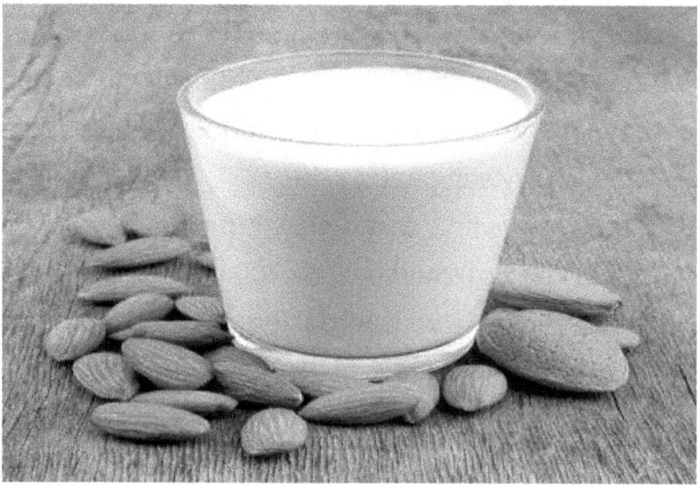

SKŁADNIKI

- 1 szklanka (100 g) surowych orzechów (migdałów, orzechów laskowych, nerkowców, pekanów lub orzechów makadamia)
- 4 szklanki (1 l) przefiltrowanej wody plus dodatkowa ilość do namoczenia
- 1 łyżeczka (5 ml) ekstraktu waniliowego (opcjonalnie)
- $\frac{1}{4}$ łyżeczki (1 ml) soli (opcjonalnie)
- łyżeczka (2 ml) mielonego cynamonu (opcjonalnie) Słodzik ketogeniczny, do smaku (opcjonalnie)

PRZYGOTOWANIE

1. To mleko jest pyszne i może być fantastyczną opcją dla entuzjastów diety ketogenicznej, którzy chcą unikać spożywania wielu produktów mlecznych. Jednak komercyjne mleka orzechowe często zawierają niedopuszczalne składniki i słodziki. Na szczęście jego przygotowanie jest bardzo proste i możesz użyć orzechów, które masz pod ręką.
2. Włóż orzechy do szklanej miski lub słoika i zalej je całkowicie przefiltrowaną wodą. Pozostaw je w temperaturze pokojowej na co najmniej cztery godziny, chociaż lepiej będzie, jeśli zostaną na osiem godzin lub na całą noc (do dwudziestu czterech godzin).
3. Odcedź i umyj orzechy. Włóż je do blendera i ubijaj na maksymalnej mocy z czterema szklankami przefiltrowanej wody, aby uzyskać jednolitą pastę.
4. Przecedzić przez cienką ściereczkę lub czystą ściereczkę kuchenną. Wycisnąć miąższ, aby usunąć jak najwięcej mleka (patrz Wskazówka).
5. Jeśli zdecydujesz się dodać któryś ze składników opcjonalnych, opłucz szklankę,

wlej mleko i składniki opcjonalne, a następnie ubijaj, aż do uzyskania jednolitej konsystencji.

6. Przenieś mleko w proszku do szczelnego pojemnika i przechowuj je w lodówce. Będzie dobre przez pięć dni.

7 4. MAKARON Z SEREM O NISKIEJ ZAWARTOŚCI TŁUSZCZU

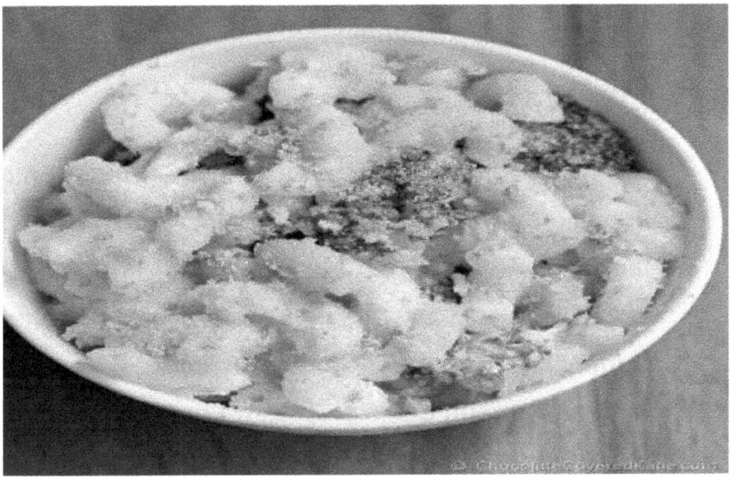

SKŁADNIKI

- .1 1/2 łyżeczki makaronu ugotowanego i odcedzonego.
- 1 mała cebula, posiekana.
- 9 plastrów, 2/3 uncji mocnego, niskotłuszczowego sera cheddar.
- 1 puszka (12 uncji) odtłuszczonego mleka odparowanego.
- 1/2 łyżeczki bulionu z kurczaka o niskiej zawartości sodu.
- 2 1/2 łyżki stołowe mąki pszennej na około
- 1/4 łyżeczki sosu worcestershire.
- 1/2 łyżeczki suchej musztardy.

- 1/8 łyżeczki pieprzu.
- 3 łyżki bułki tartej.
- 1 łyżka (łyżki) margaryny, zmiękczonej

PRZYGOTOWANIE

2. W głębokim naczyniu do pieczenia spryskanym olejem roślinnym rozłóż 1/3 makaronu, 1/2 cebuli i sera. Powtarzaj warstwy, kończąc na makaronie. Ubij mleko, bulion, mąkę, musztardę, sos Worcestershire i pieprz, aż się połączą. Zalej warstwy. Wymieszaj bułkę tartą z margaryną, a następnie posyp wierzch. Piecz bez przykrycia w temperaturze 375 stopni przez 30 minut, aż będzie gorące i bulgoczące.

DRESSINGI, PASZTETY I SOSY NA CIEPŁO I ZIMNO

7 5. FAŁSZYWY SOS ORZECHOWY

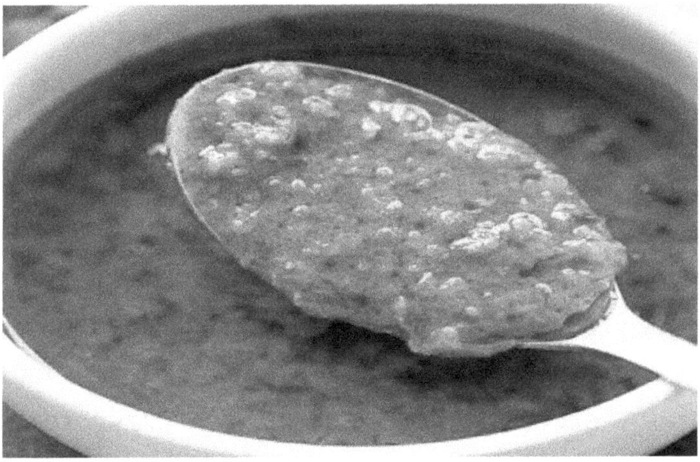

SKŁADNIKI

- szklanka (120 g) surowego masła migdałowego
- szklanka (120 g) pełnego mleka kokosowego
- 2 duże pokrojone ząbki czosnku
- Sok z 1 małej limonki
- 2 łyżki (30 ml) tamari (bezglutenowego sosu sojowego)
- 1 łyżka (15 ml) startego świeżego imbiru
- łyżka (8 ml) prażonego oleju sezamowego (patrz uwaga)
- łyżka (8 ml) oleju z awokado

- $\frac{1}{4}$ łyżeczki (1 ml) posiekanej czerwonej papryki (opcjonalnie)

PRZYGOTOWANIE

1. Uwielbiam sos orzechowy do warzyw, kurczaka i krewetek. Jednak wielu entuzjastów diety paleolitycznej i ketogenicznej stara się unikać orzechów ziemnych z powodu problemów z alergią, ponieważ technicznie rzecz biorąc są rośliną strączkową, a nie suszonym owocem. Ponadto dostarczają więcej węglowodanów niż jakikolwiek suszony owoc lub pestka. Na szczęście ten sos orzechowy przygotowany z masłem migdałowym jest tak samo dobry jak oryginał i nie zawiera żadnych dodanych substancji słodzących. Staraj się nie zjeść wszystkiego na raz!
2. Wymieszaj wszystkie składniki w średniej misce lub użyj małego robota kuchennego lub miksera ręcznego. Przechowuj w lodówce w szczelnym pojemniku. Będzie trwały dwa lub trzy dni.

7 6. PRIMAL KITCHEN SOS MAJONEZOWY I SER PLEŚNIOWY

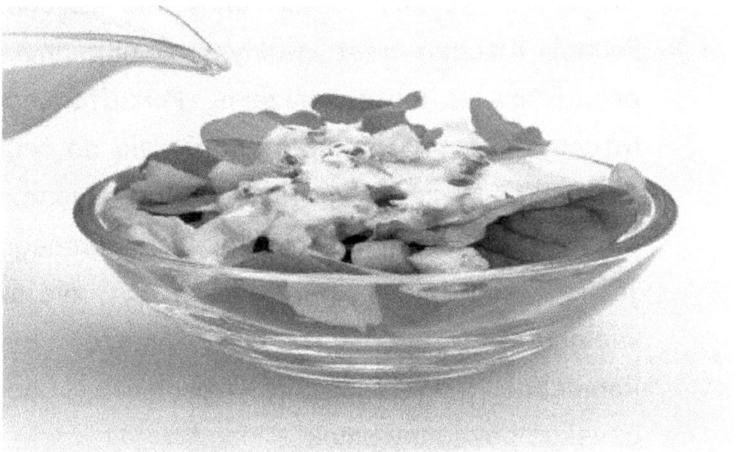

SKŁADNIKI

- szklanka (120 g) majonezu Primal Kitchen, sok z $\frac{1}{2}$ cytryny
- $\frac{1}{4}$ szklanki (60 ml) pełnego mleka kokosowego lub gęstej śmietanki
- $\frac{1}{4}$ łyżeczki (1 ml) czarnego pieprzu lub więcej, jeśli potrzeba $\frac{1}{4}$ szklanki (60 ml) pokruszonego sera pleśniowego
- Sól (opcjonalnie)

PRZYGOTOWANIE

1. Mogę nie być zbyt bezstronny, ale majonez Primal Kitchen jest jednym z ulubionych produktów w mojej spiżarni. Ponadto jego intensywny smak idealnie nadaje się do tego przepisu. Możesz również użyć majonezu domowego lub innego majonezu pakowanego, jeśli znajdziesz taki bez olejów wielonienasyconych, chociaż może być konieczne dostosowanie aromatu, aby uzyskać pożądany smak.
2. Za pomocą trzepaczki wymieszaj majonez, sok z cytryny, mleko kokosowe i pieprz.
3. Dodaj ser pleśniowy i dobrze wymieszaj. Spróbuj dodać soli i więcej pieprzu, jeśli chcesz.

7 7. IDEALNY SOS WINEGRET (Z WARIANTAMI)

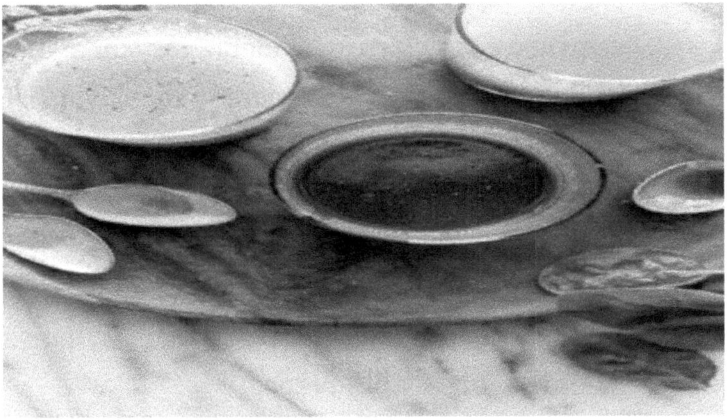

SKŁADNIKI

- 1 mała szalotka bardzo posiekana
- 3 łyżki (45 ml) octu jabłkowego
- łyżeczka (1 ml) soli koszernej
- łyżeczka (1 ml) czarnego pieprzu ½ łyżeczki (2 ml) musztardy Dijon
- ¾ szklanki (180 ml) oliwy z oliwek extra vergine

PRZYGOTOWANIE

1. Prawie wszystkie przemysłowe sosy sałatkowe zawierają wielonienasycone oleje, które sprzyjają stanom zapalnym. Na szczęście przygotowanie ich w domu jest szybkie i łatwe, a także stanowi świetny sposób na dodanie zdrowych tłuszczów do posiłku.
2. W małym słoiczku z pokrywką wymieszaj szalotkę, ocet, sól i pieprz.
3. Dodaj musztardę i oliwę z oliwek. Zamknij butelkę szczelnie i energicznie wstrząśnij.

Warianty

- Sos winegret cytrynowy: zastąp ocet taką samą ilością świeżo wyciśniętego soku z cytryny i dodaj 1 łyżkę stołową (15 ml) skórki cytrynowej.
- Sos grecki: dodaj 1 łyżeczkę (4 ml) suszonego oregano, suszoną bazylię i zmielony czosnek.

7 8. „SER" Z ORZECHÓW MAKADAMIA I SZCZYPIORKU

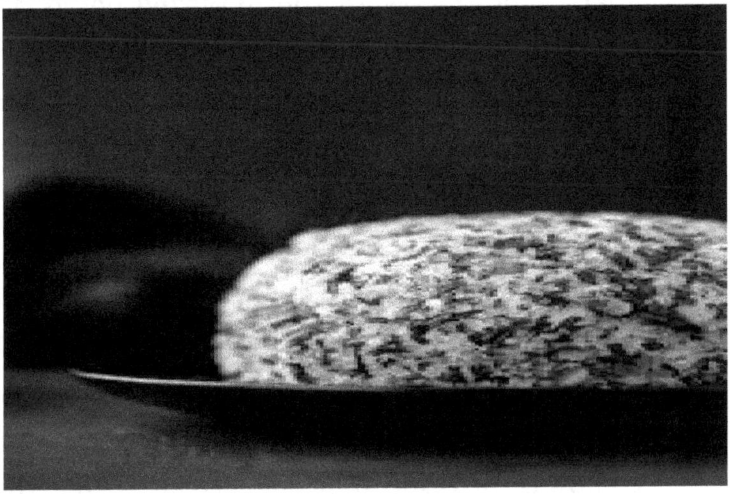

SKŁADNIKI

- 2 szklanki (250 g) surowych orzechów makadamia
- 2 łyżki (30 ml) świeżo wyciśniętego soku z cytryny
- łyżeczka (1 ml) drobnej soli morskiej
- łyżeczka (1 ml) czarnego pieprzu
- łyżeczka (1 ml) proszku cebulowego
- łyżeczka (1 ml) mielonego czosnku
- 1 lub 2 łyżki (15 do 30 ml) gorącej wody
- 3 lub 4 łyżki (45 do 60 ml) świeżego szczypiorku pokrojonego w kostkę

PRZYGOTOWANIE

1. „Ser" z orzechów to fantastyczna opcja dla entuzjastów diety ketogenicznej, którzy nie tolerują wielu produktów mlecznych, ale nadal uwielbiają pyszną kremowość sera. Ten przepis wykorzystuje orzechy makadamia, ale można użyć również innych orzechów. Nerkowce są bardzo uniwersalne, chociaż zawierają więcej węglowodanów (zobacz przepis na podstawowy krem z nerkowców. Zawsze zaczynaj od surowych orzechów, ponieważ prażone odmiany zwykle zawierają niedopuszczalne oleje.
2. Za pomocą blendera szklanego lub robota kuchennego ubij orzechy makadamia z sokiem z cytryny, solą, pieprzem, proszkiem cebulowym i zmielonym czosnkiem, aż powstanie gęsta pasta, która będzie się potykać. W razie potrzeby zdrap ścianki.
3. Przy włączonym mikserze lub kuchennym robocie dodawaj wodę stopniowo, aż mieszanka osiągnie pożądaną konsystencję. Możesz przerwać ubijanie, gdy „ser" będzie miał jeszcze lekką konsystencję lub kontynuować ubijanie, aż będzie bardzo jednorodny.

4. Wsyp szczypiorek i naciśnij przełącznik kilka razy, aby wszystko wymieszać.

7 9. PESTO Z LIŚCI MARCHWI

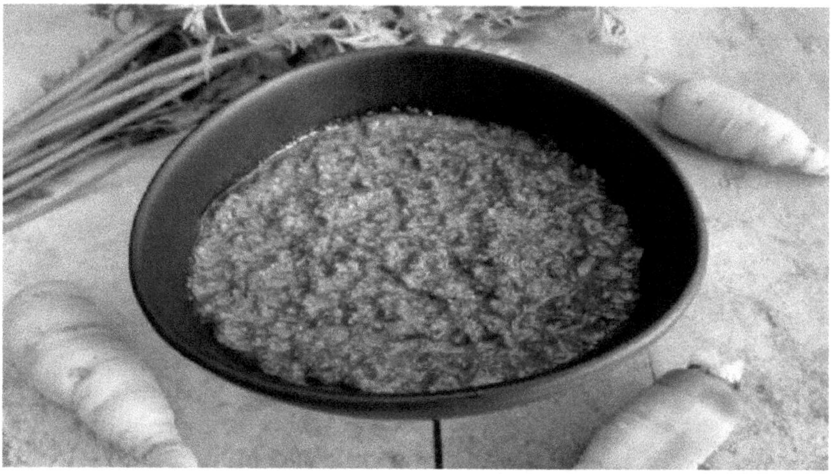

SKŁADNIKI

- 1 szklanka (30 g) liści i łodyg marchwi
- szklanka (30 g) surowych orzechów makadamia
- szklanka (30 g) surowych orzechów laskowych
- 1 zmiażdżony mały ząbek czosnku
- $\frac{1}{4}$ szklanki (25 g) startego parmezanu
- szklanka (180 g) oliwy z oliwek extra vergine sól i pieprz

PRZYGOTOWANIE

1. Liście marchwi są bardzo niedoceniane. Zazwyczaj zostawiam je, aby dodać do garnka, gdy robię bulion z kości, ale jeśli mam wystarczająco dużo bulionu, przygotowuję odrobinę tego pesto.
2. W małym robocie kuchennym ubij liście marchwi, orzechy, czosnek i ser, aż dobrze się wymieszają. Zdrap ścianki miski.
3. Przy włączonym robocie kuchennym stopniowo dodawaj oliwę z oliwek, aż pesto uzyska pożądaną konsystencję. Spróbuj solić i pieprzyć.

80. MASŁO Z PAPRYCZKĄ CHILI I BOCZKIEM

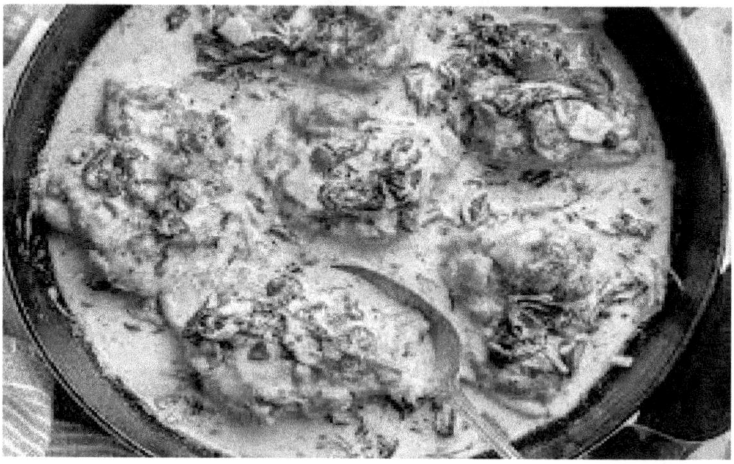

SKŁADNIKI

- 2 plasterki boczku (nie za grube)
- szklanka (100 g) niesolonego masła w temperaturze pokojowej 1 bardzo cienko pokrojony ząbek czosnku
- łyżeczka (2 ml) słodkiej papryki
- łyżeczka (2 ml) ostrej papryki
- łyżeczka (2 ml) rozgniecionego suszonego oregano
- $\frac{1}{4}$ łyżeczki (1 ml) mielonego kminu
- 1 / 8 łyżeczki (0,5 ml) proszku cebulowego $\frac{1}{2}$ łyżeczki (2 ml) soli koszernej
- $\frac{1}{4}$ łyżeczki (1 ml) czarnego pieprzu

PRZYGOTOWANIE

1. Tak, dobrze przeczytałeś; Ten przepis łączy dwa nasze ulubione produkty, bekon i masło. Doskonale nadaje się do roztopienia na soczystym steku lub talerzu jajecznicy. Dla odmiany spróbuj go z szaszłykami z krewetek, pieczoną brukselką lub bardzo gorącym słodkim ziemniakiem w dniu, w którym zdecydujesz się na więcej węglowodanów.
2. Podsmaż boczek przez około trzy minuty na patelni, aż będzie chrupiący. Przenieś go na arkusz ręczników papierowych, aby go odsączyć. Odłóż tłuszcz z boczku do wykorzystania w innym przepisie.
3. Pokrój masło na kawałki i włóż je do małej miski. Rozgnieć je widelcem.
4. Dodaj czosnek, paprykę słodką i ostrą, oregano, kminek, cebulę w proszku, sól i pieprz i dobrze wymieszaj.
5. Rozdrobnij lub posiekaj boczek. Dodaj go do masła i wymieszaj.
6. Rozłóż mieszankę masła na kawałku papieru do pieczenia o długości około 30 cm. Uformuj cylinder i ciasno zwiń. Skręć końce, aby go zamknąć.

7. Masło należy przechowywać w lodówce aż do momentu użycia (można je również zamrozić).

8 1. PASZTET Z WĄTRÓBKI DROBIOWEJ

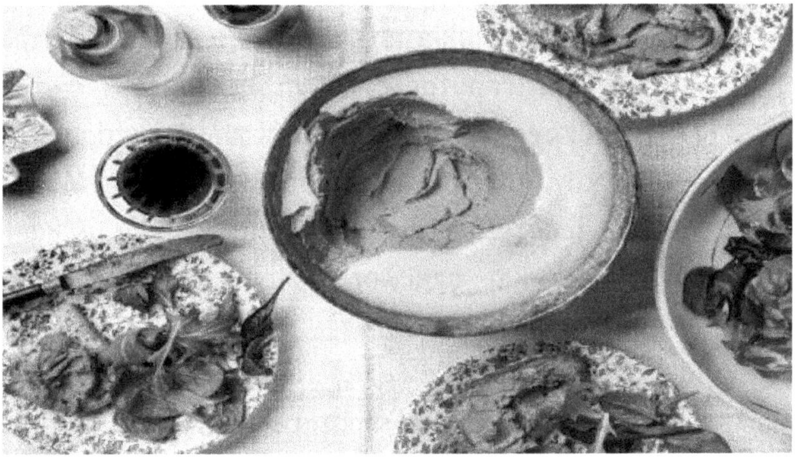

SKŁADNIKI

- 225 g wątróbki z kurczaka
- 6 łyżek (85 g) masła
- 2 łyżki (30 ml) tłuszczu z boczku
- mała cebula pokrojona w krążki 1 duży ząbek czosnku filet
- 2 łyżki (30 ml) octu winnego czerwonego
- 1 łyżka (15 ml) octu balsamicznego
- 1 łyżeczka (5 ml) musztardy Dijon

- łyżka (75 ml) świeżo ciętego rozmarynu Sól i pieprz do smaku
- Płatki soli (typu Maldon) do dekoracji

PRZYGOTOWANIE

1. Wątroba jest jednym z najzdrowszych pokarmów, jakie istnieją, więc szkoda, że ma tak złą reputację. Mam nadzieję, że ten smaczny pasztet pomoże ci zmienić zdanie na temat tego gwiazdorskiego pokarmu. Można go jeść z gałązkami selera, plasterkami ogórka lub czerwoną papryką. A nawet z plasterkami jabłka.
2. Usuń włókniste części wątróbek. Rozpuść dwie łyżki (30 ml) masła i tłuszczu z boczku na średnim ogniu w średniej patelni. Dodaj cebulę i wątróbki i smaż przez sześć do ośmiu minut.
3. Wlej czosnek i smaż jeszcze minutę. Zmniejsz nieco ogień i dodaj dwa rodzaje octu, musztardę i rozmaryn. Gotuj około pięciu minut, aż prawie cały płyn odparuje, a wątróbki będą dobrze wysmażone.
4. Przenieś całą zawartość patelni do robota kuchennego. Naciśnij przełącznik kilka razy,

aby wszystko wymieszać. Zeskrob ścianki miski i dodaj dwie łyżki (30 g) masła. Miksuj, aż uzyskasz dość jednorodną konsystencję. Ponownie zeskrob ścianki miski. Dodaj pozostałe dwie łyżki (30 g) masła i miksuj, aż uzyska idealnie jednorodną konsystencję.

5. Spróbuj soli i pieprzu. Przełóż makaron do osobnych misek i przykryj przezroczystą folią. Przechowuj w lodówce. Przed podaniem posyp każdą miskę odrobiną płatków soli morskiej.

8 2. MASŁO KOKOSOWE

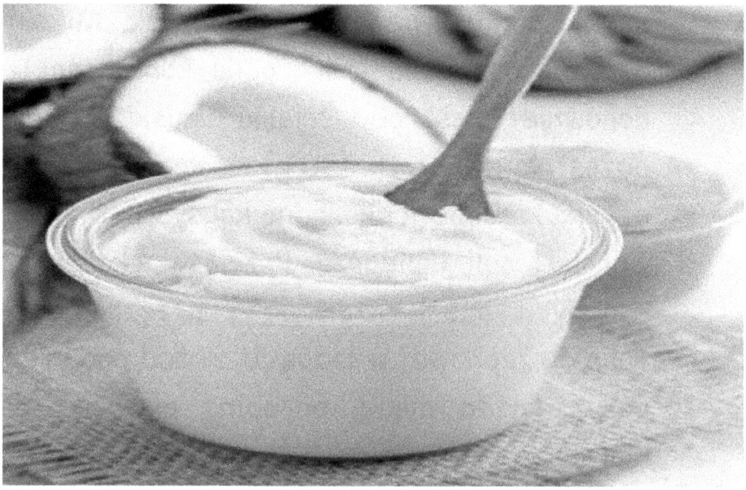

SKŁADNIKI

- 4 szklanki (350 do 400 g) niesłodzonych wiórków kokosowych

PRZYGOTOWANIE

1. Jeśli nigdy nie próbowałeś masła kokosowego, czeka cię miła niespodzianka. Możesz dodać je do kawy lub koktajli, wymieszać z warzywami korzeniowymi, użyć w potrawach curry lub zjeść je rozsmarowane grubą warstwą na plasterkach jabłka lub kawałku gorzkiej czekolady. Ponadto jest głównym składnikiem pompek do smaru. Będziesz chciał mieć butelkę zawsze pod ręką!

2. Jeśli używasz robota kuchennego: Włóż wiórki kokosowe do robota kuchennego i ubijaj je przez maksymalnie piętnaście minut, w razie potrzeby rysując ich ścianki (niektóre roboty kuchenne potrzebują na to trochę więcej czasu).
3. Jeśli używasz blendera szklanego: Włóż połowę wiórków kokosowych do szklanki i ubijaj przez minutę. Dodaj resztę i ubijaj przez maksymalnie dziesięć minut, w razie potrzeby zdrapując ścianki. Upewnij się, że blender nie jest zbyt gorący!
4. Przenieś masło kokosowe do szczelnego pojemnika, aż będzie gotowe do użycia (można je przechowywać w temperaturze pokojowej). W razie potrzeby podgrzej je w kuchence mikrofalowej przez pięć do dziesięciu sekund przed podaniem.
5. W przypadku obu metod masło kokosowe przejdzie przez trzy etapy. Najpierw będzie bardzo rozdrobnione, następnie stanie się granulowanym płynem, a na końcu nabierze jednorodnej konsystencji. Jeśli nie jesteś pewien, czy proces jest kompletny, spróbuj. Gotowy produkt powinien być jednorodny i lekko granulowany, jak świeżo zmielone masło orzechowe.

8 3. PASZTET Z WĘDZONEGO ŁOSOSIA

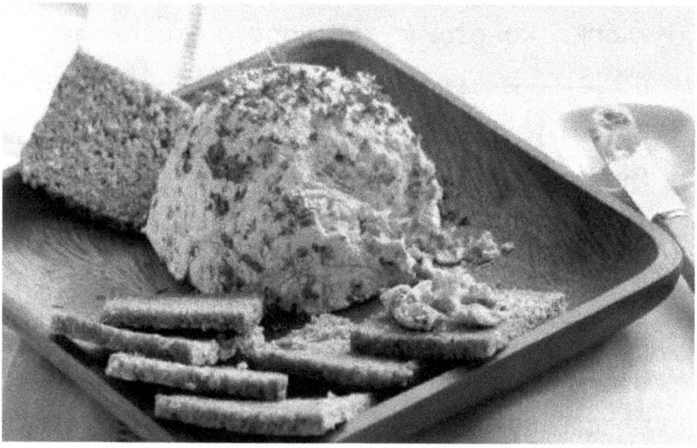

SKŁADNIKI

- 4 łyżki (60 g) masła w temperaturze pokojowej
- 1 łyżka (15 g) oliwy z oliwek extra vergine
- 2 łyżki (30 ml) posiekanego świeżego szczypiorku
- 2 łyżki (30 ml) suszonych kaparów (30 ml)
- 2 łyżki (30 ml) świeżo wyciśniętego soku z cytryny
- 225 g gotowanego fileta z łososia, bez ości i skóry
- 115 g wędzonego łososia pokrojonego w drobną kostkę Sól i pieprz do smaku

PRZYGOTOWANIE

1. To fantastyczny sposób na wykorzystanie resztek łososia. Ten preparat, pełen zdrowych tłuszczów, można jeść na śniadanie, lunch lub kolację, albo jako zdrową przekąskę. Przyrządza się go w ciągu kilku minut, ale smakuje tak dobrze, że jest w stanie zaimponować gościom najbardziej wykwintnej kolacji. Nałóż kilka łyżek na liście cykorii lub endywii, aby elegancko go podać.
2. W średniej misce wymieszaj widelcem masło i oliwę z oliwek. Dodaj szczypiorek, kapary i sok z cytryny.
3. Użyj widelca, aby podzielić ugotowanego łososia na małe kawałki i dodaj go do mieszanki masła. Dodaj wędzonego łososia i dobrze wymieszaj, lekko go miażdżąc. Napełnij miskę, przykryj i przechowuj w lodówce do momentu podania pasztetu.

8 4. OLIWKI Z ORZECHAMI

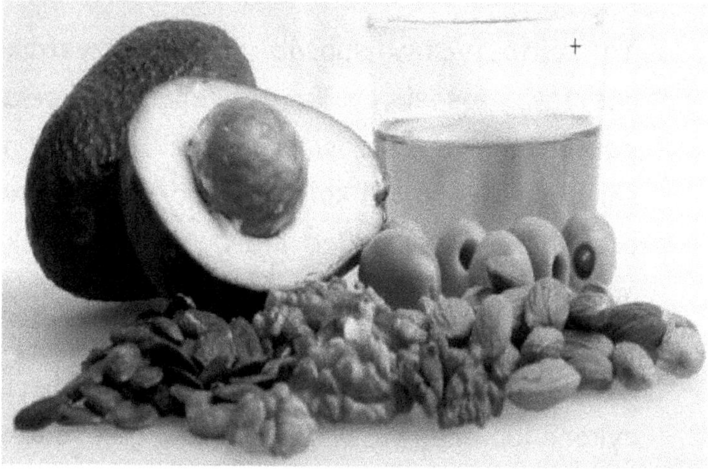

SKŁADNIKI

- 1 szklanka (250 ml) oliwek bez kości (użyj mieszanki zielonych i czarnych)
- 2 filety anchois w oliwie z oliwek (patrz wskazówka)
- szklanka (60 ml) posiekanych orzechów włoskich 1 zmiażdżony ząbek czosnku
- 1 łyżka (15 ml) odsączonych kaparów
- 1 łyżka (15 ml) posiekanej świeżej bazylii
- 3 łyżki (45 ml) oliwy z oliwek extra vergine

PRZYGOTOWANIE

1. Tradycyjna oliwka to mieszanka oliwek, kaparów, anchois i cebuli rozgniecionych w admiralicji, zwykle podawana z małymi tostami. To fantastyczny sposób na wprowadzenie do naszej diety tych małych rybek bogatych w kwasy tłuszczowe omega. Chrupiący akcent orzechów zastępuje ten z tostów. Podawaj tę oliwkę na plasterkach ogórka lub czerwonej papryki, posmaruj nią pieczonego kurczaka lub dodaj więcej oliwy z oliwek, aby użyć jej jako sosu sałatkowego.
2. W małym robocie kuchennym (lub w syropie) wymieszaj składniki i naciśnij przełącznik dziesięć razy. Zeskrob ścianki miski i naciskaj dalej, aż oliwka uzyska pożądaną konsystencję.
3. Przełożyć do miski, przykryć przezroczystą folią i odstawić do lodówki do czasu podania.

8 5. CARNITAS W WOLNOWARZE

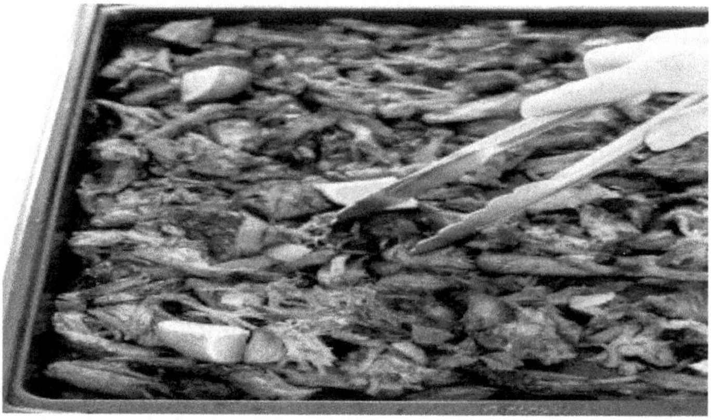

SKŁADNIKI

- 1 łyżeczka (5 ml) soli koszernej
- 1 łyżeczka (5 ml) mielonego kminu
- 1 łyżeczka (5 ml) suszonego oregano
- łyżeczka (2 ml) czarnego pieprzu 1 łopatka wieprzowa bez kości (1,8 kg)
- 1 szklanka (250 ml) bulionu z kurczaka lub wołowiny 1 pomarańcza pokrojona w cienkie plasterki
- Bardzo posiekana cebula
- Świeża kolendra cięta
- Awokado pokrojone w kostkę
- Rzodkiewki pokrojone w cienkie plasterki
- Plasterki limonki

- Pierścienie Jalapeño
- Liście sałaty lub kapusty

PRZYGOTOWANIE

1. Jeśli czeka mnie pracowity tydzień, w niedzielę przygotowuję carnitas na cały tydzień. Najlepszym sposobem na ich odgrzanie jest położenie ich na blasze piekarnika, pod grillem.
2. W małej misce wymieszaj sól, kmin, oregano i pieprz. Usuń nadmiar tłuszczu z mięsa (chcemy zachować trochę tłuszczu, więc trzeba będzie usunąć tylko duże kawałki). Natrzyj mięso mieszanką soli i przypraw.
3. Dodaj bulion na dno wolnowaru. Umieść mięso w środku i przykryj plasterkami pomarańczy. Gotuj przez osiem do dziesięciu godzin w niskiej temperaturze (opcja preferowana) lub sześć godzin w wysokiej temperaturze.
4. Ostrożnie wyjmij mięso z wolnowaru i usuń plasterki pomarańczy. Rozdrobnij mięso dwoma widelcami.
5. Jeśli chcesz, rozłóż rozdrobnione mięso na talerzu lub naczyniu do pieczenia. Włącz grill na niską temperaturę i umieść ruszt piekarnika około 10 cm od źródła ciepła. Umieść naczynie z mięsem pod grillem i

pozwól mu się zrumienić, upewniając się, że się nie przypali.

6. Podziel na porcje i podawaj z opcjonalnymi składnikami. Jeśli chcesz, podawaj z sałatą lub liśćmi kapusty, aby przygotować paleolityczne tacos.

8 6. JAJECZNICA Z JARMUŻEM

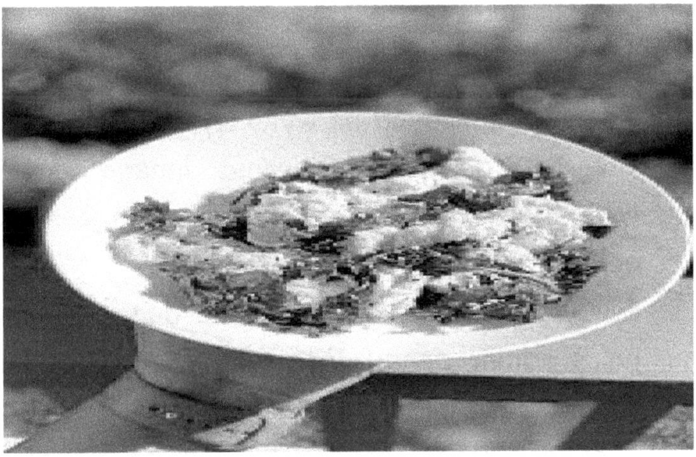

SKŁADNIKI

- 2 łyżki (30 ml) tłuszczu z boczku lub oleju z awokado
- filiżanka (50 g) posiekanej czerwonej cebuli i 40 g posiekanej czerwonej papryki 1 ząbek czosnku filet
- 1 łyżka (5 g) suszonych na słońcu lub pieczonych pomidorów (patrz uwaga) 2 szklanki (475 g) carnitas w wolnowarze
- 1 łyżeczka (5 ml) soli koszernej
- 1 łyżeczka (5 ml) suszonego oregano
- $\frac{3}{4}$ łyżeczki (4 ml) mielonego kminu Świeżo zmielony czarny pieprz
- 2 szklanki (30 g) posiekanych liści jarmużu ($\frac{1}{2}$ pęczka) $\frac{1}{2}$ soku z cytryny
- 1/3 szklanki (30 g) startego sera cheddar

PRZYGOTOWANIE

1. To świetny sposób na wykorzystanie resztek carnitas do przygotowania innego dania. Uwielbiam jeść śniadanie, kiedy nie mam ochoty na jajka.
2. Rozgrzej tłuszcz z boczku na dużej patelni na średnim ogniu. Wlej cebulę i paprykę. Smaż przez pięć minut, aż warzywa zaczną mięknąć. Dodaj czosnek i smaż jeszcze minutę.
3. Dodaj pomidory i mięso. Mieszaj, aż będą gorące.
4. W małej misce wymieszaj sól, oregano, kminek i pieprz. Dodaj do patelni i dobrze wymieszaj.
5. Wlej posiekany jarmuż (może być konieczne zrobienie tego dwa razy, w zależności od wielkości patelni). Gdy jarmuż zacznie mięknąć, dodaj sok z cytryny i dobrze wymieszaj.
6. Posyp równomiernie serem, zmniejsz ogień i przykryj.
7. Smażyć, aż ser się rozpuści (jeśli patelnia nadaje się do piekarnika, można ją umieścić na grillu, aby zrumienić wierzch).
8. Podziel na dwie porcje i podawaj.

8 7. FAŁSZYWA KANAPKA KUBAŃSKA

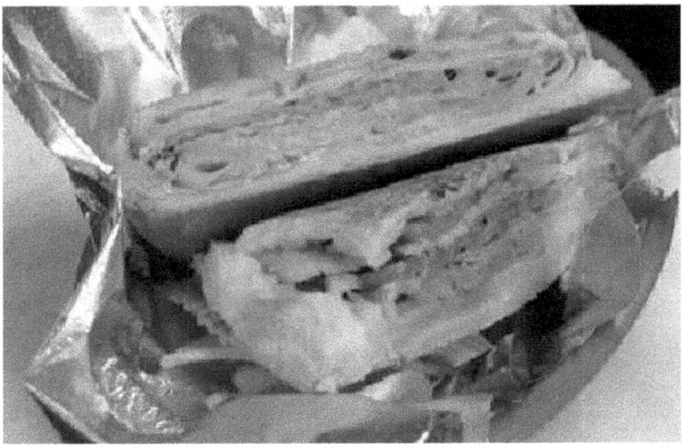

SKŁADNIKI

- 1 łyżeczka (5 ml) oleju z awokado
- 4 szklanki (1 kg) carnitas w wolnowarze
- 1 łyżeczka (5 ml) soli koszernej
- Świeżo zmielony czarny pieprz
- $\frac{1}{2}$ soku z limonki
- 1 szklanka (250 ml) pokrojonych ogórków kiszonych (zwykłych lub pikantnych, nie słodkich)
- 6 cienkich plastrów gotowanej szynki (najlepszej możliwej jakości)
- 3 łyżki (45 ml) musztardy Dijon
- 2 szklanki (180 g) startego sera szwajcarskiego

PRZYGOTOWANIE

1. Kolejny fantastyczny pomysł na wykorzystanie resztek carnitas. Ta odmiana tradycyjnej kubańskiej kanapki eliminuje chleb i pozostawia to, co najlepsze: pyszne nadzienie. Zjedz je nożem i widelcem lub zawiń w liście kapusty.
2. Umieść ruszt piekarnika w odległości 10-15 cm od grilla i włącz go na minimalną temperaturę. Użyj oleju awokado, aby lekko nasmarować blachę piekarnika lub naczynie do grillowania. Rozłóż rozdrobnioną wieprzowinę, tworząc warstwę o grubości około 2 cm. Dopraw i skrop sokiem z limonki. Umieść pod grillem i zapiekaj około dwóch minut, aż wierzch zacznie się rumienić.
3. Wyjmij talerz z piekarnika, nie wyłączając grilla. Ułóż plasterki ogórka, a następnie szynkę. Za pomocą tylnej części łyżki lub szpatułki ostrożnie rozprowadź musztardę na plasterkach szynki. Posyp serem w jednolitej warstwie na wierzchu szynki.
4. Włóż talerz z powrotem pod grill na jedną do dwóch minut, aby bardziej zrumienić część. Obserwuj ser, aby się rozpuścił i zaczął bulgotać i brązowieć, ale nie przypalać.

8 8. MIĘSO MIELONE Z PIECZAR Z MASŁEM I MIGDAŁAMI

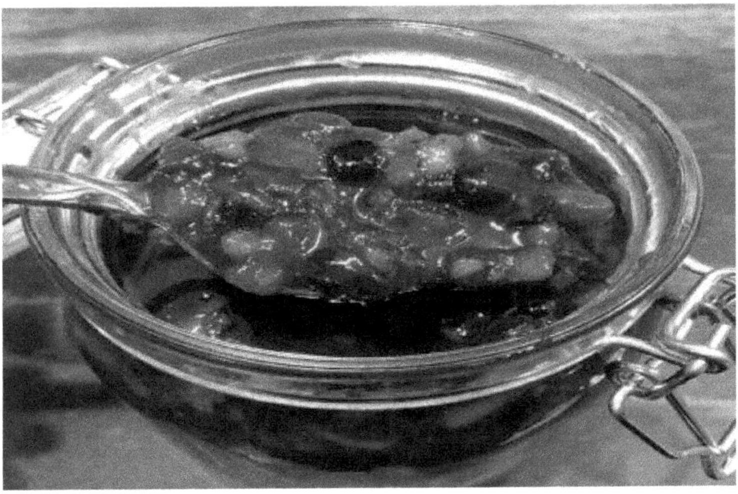

SKŁADNIKI

- 700 g mielonego mięsa wołowego
- 1 łyżeczka (5 ml) himalajskiej różowej soli
- łyżeczka (2 ml) mielonego pieprzu
- łyżeczka (2 ml) mielonego cynamonu
- szklanka (120 ml) surowego masła migdałowego

PRZYGOTOWANIE

1. Przy tak prostym przepisie najważniejsza jest jakość składników. Polecam mielone mięso wagyu, rodzaj japońskiej krowy podobnej do Kobe (jeśli nie możesz znaleźć go w sklepach w swojej okolicy, możesz zamówić go online). Na pierwszy rzut oka przepis ten może wydawać się nieco dziwny, ale wypróbuj go następnym razem, gdy będziesz musiał się długo opierać. To danie dostarczy ci dużo energii i uczucia przedłużonej sytości, które pozwoli ci odbyć sześciogodzinny spacer po lesie deszczowym. Jeśli nadejdzie twoja kolej gotowania, pomnóż składniki przez pięć, aby nakarmić swoich kolegów z klasy.
2. Na średniej patelni zrumień mięso na średnim ogniu przez sześć do ośmiu minut, aż będzie dobrze wysmażone. Dodaj sól, pieprz i cynamon. Dobrze wymieszaj.
3. Dodaj masło migdałowe do łyżek i energicznie wymieszaj. Gdy dobrze się połączy, zdejmij z ognia. Rozłóż w czterech miskach i podawaj natychmiast.

8 9. LEKKI TUŃCZYK DUSZONY Z DRESSINGIEM ZIOŁOWO-LIMONKOWYM

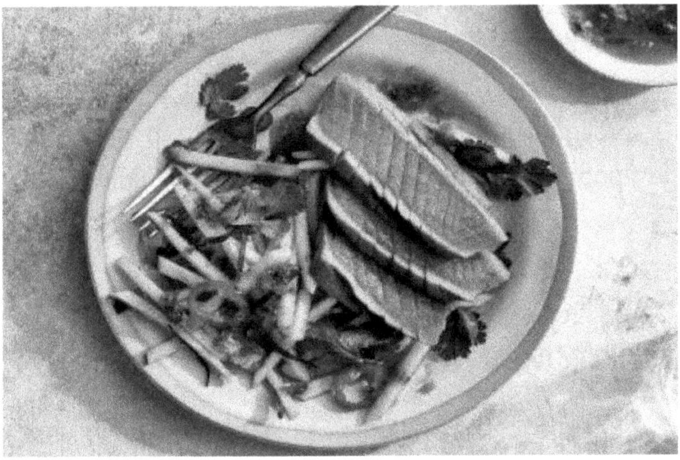

SKŁADNIKI

- 170 g jasnego steka z tuńczyka do sushi
- Sól morska
- Świeżo zmielony czarny pieprz
- 2 łyżki (30 ml) oleju z awokado

Sukienka zioła + Lima

- 1 szklanka (150 g) świeżej kolendry
- 1 szklanka (150 g) świeżej pietruszki
- 1 łyżeczka (5 ml) skórki z limonki
- Sok z 2 małych limonek ($1\frac{1}{2}$ do 2 łyżek; 25 ml)
- 2 łyżki (30 ml) tamari (bezglutenowego sosu sojowego)
- 1 łyżka (15 ml) prażonego oleju sezamowego

- 1 ząbek czosnku, pokrojony w cienkie plasterki lub rozgnieciony
- 2,5 cm kawałek świeżego imbiru, drobno pokrojony lub starty
- $\frac{1}{2}$ szklanki (60 do 120 ml) oliwy z oliwek extra vergine lub oleju z awokado Szczypta czerwonej papryki w małych kawałkach (opcjonalnie)

PRZYGOTOWANIE

1. Przygotowanie lekko przysmażonego tuńczyka może wydawać się trudne, ale tak nie jest. Jeśli chcesz szybkiego i prostego dania, które zrobi wrażenie na gościach, to jest idealne. Podawaj tuńczyka z prostą zieloną sałatką.
2. Pokrój stek z tuńczyka na dwie lub trzy podłużne prostokątne części. Posyp pieprzem obie strony każdego kawałka.
3. Włóż kolendrę i pietruszkę do małego robota kuchennego (patrz Uwaga). Posiekaj zioła. Dodaj skórkę i sok z limonki, tamari, olej sezamowy, czosnek i imbir. Naciśnij przełącznik kilka razy, aby dobrze wymieszać. Zdrap ścianki miski.
4. Gdy robot jest uruchomiony, powoli dodawaj oliwę z oliwek. Ponownie zeskrob ścianki i naciśnij przełącznik kilka razy. Jeśli sos jest zbyt gęsty, dodaj więcej oliwy, aż do uzyskania pożądanej konsystencji.

5. Na dużej patelni rozgrzej olej awokado na średnio-wysokim ogniu, aż będzie dość gorący. Delikatnie umieść tuńczyka w oleju i duś przez minutę z każdej strony, nie ruszając go. Tuńczyk będzie różowy w środku. Jeśli chcesz zrobić więcej, będziesz musiał trochę wydłużyć czas gotowania.
6. Wyjmij tuńczyka z patelni, pokrój go na kawałki o grubości około 15 mm, dodaj dressing i podawaj.

9 0. POMIDORY FASZEROWANE

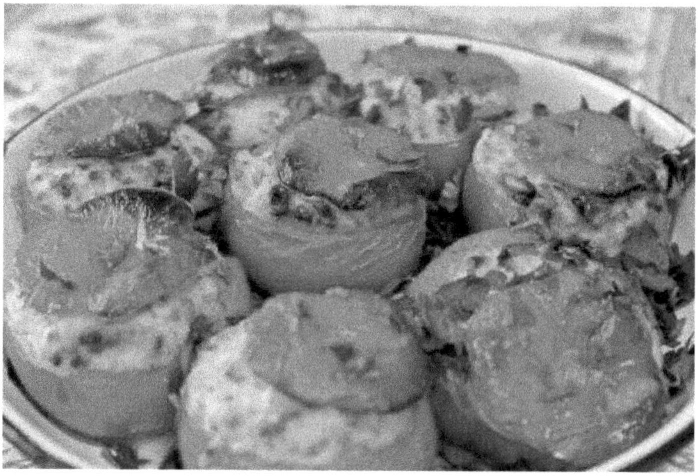

SKŁADNIKI

- 6 średnich pomidorów
- 225 g mielonego mięsa wołowego
- 1 łyżeczka (5 ml) suszonej bazylii
- ½ łyżeczki (2 ml) soli koszernej
- łyżeczka (1 ml) czarnego pieprzu 6 średnich jajek

PRZYGOTOWANIE

1. Ten prosty przepis jest lepszy, jeśli przygotujesz go ze świeżych pomidorów z ogrodu. Jeśli wolisz, możesz użyć indyka lub kurczaka, a nawet jagnięciny.
2. Rozgrzej piekarnik do 200°C. Ostrym nożem odetnij łodygi pomidorów. Ostrożnie usuń pestki łyżką i wyrzuć je.
3. Umieść pomidory w małej patelni odpowiedniej do piekarnika lub użyj talerza do dużych muffinów. Piecz pięć minut.
4. Podsmaż mięso na średniej patelni przez około dwadzieścia pięć minut, aż będzie dobrze wysmażone. Dopraw solą i pieprzem i dodaj bazylię.
5. Wyjmij pomidory z piekarnika i włącz tylko grill (jeśli jest regulowany, na niską temperaturę). Podziel mięso na sześć porcji i umieść je w pomidorach łyżką.
6. Do środka każdego pomidora włóż jajko, posyp je odrobiną soli i pieprzu.
7. Wstaw pomidory do piekarnika na około pięć minut, trzymając je w odległości 10-15 cm od grilla, aż białka się zetną, a żółtka pozostaną płynne.

9 1. NAJLEPSZY PIECZONY KURCZAK

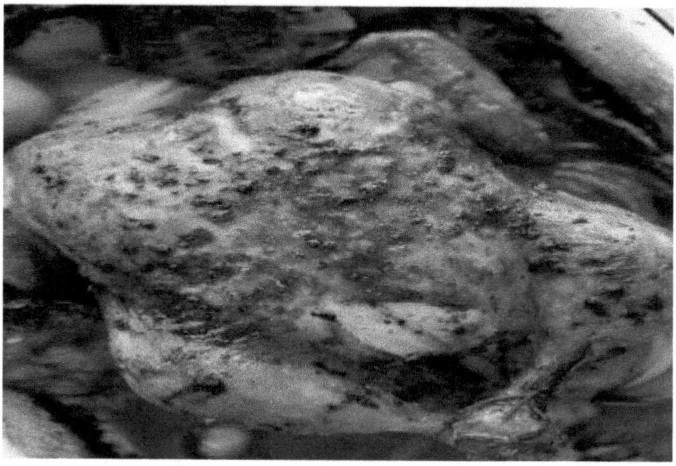

SKŁADNIKI

- 4 połówki piersi kurczaka bez kości i skóry (około 1 kg)
- 3 łyżki (45 ml) soli koszernej
- Kostki lodu
- 2 łyżki (30 ml) oleju z awokado
- 2 łyżki (30 ml) przyprawy do kurczaka (upewnij się, że nie zawiera dodanego cukru)

PRZYGOTOWANIE

1. Z pewnością ten smaczny kurczak szybko stanie się jednym z ulubionych dań rodziny. Jest pyszny w towarzystwie różnorodnej sałatki, zawinięty w liście kapusty z porcją majonezu Primal lub po prostu podawany z ulubionymi pieczonymi warzywami. Sekret tkwi w solance, która sprawia, że kurczak jest smaczny i delikatny.
2. Każdą pierś kurczaka przekrój po skosie na trzy podłużne części.
3. Zagotuj szklankę (240 ml) wody. Wymieszaj wrzącą wodę z solą w dużej metalowej lub szklanej misce. Gdy sól się rozpuści, wlej litr zimnej wody i kilka kostek lodu. Dodaj kawałki kurczaka i przykryj je 2-5 cm zimnej wody. Włóż do lodówki na piętnaście minut.
4. Odcedź kurczaka. Jeśli chcesz uniknąć słoności, opłucz go teraz, chociaż nie jest to konieczne. Wymieszaj olej i przyprawę do kurczaka w pustej misce. Następnie włóż kurczaka do oleju. Odstaw na kilka minut.
5. Rozgrzej grill na średnio-wysokim ogniu. Gdy będzie gorący, połóż kawałki kurczaka i przykryj. Piecz przez około cztery minuty, odwróć i piecz przez kolejne trzy lub cztery

minuty, aż temperatura wewnętrzna osiągnie 75 °C.

6. Zdejmij kurczaka z grilla i podawaj.

9 2. SZASZŁYKI Z KURCZAKA

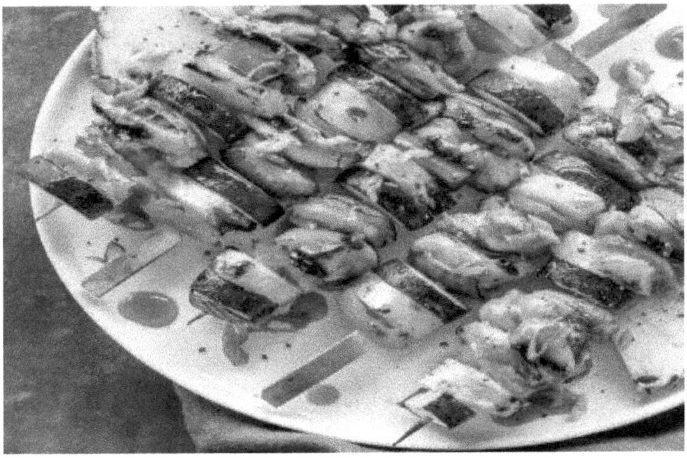

SKŁADNIKI

- 1 kg pół piersi kurczaka bez kości i skóry
- 24 małe pieczarki (około 225 g)
- 1 duża żółta cebula
- 2 papryki (kolor jaki preferujesz)
- szklanka (60 ml) oleju z awokado 1 łyżeczka (5 ml) suszonego oregano
- 1 łyżeczka (5 ml) suszonej bazylii, ½ łyżeczki (2 ml) mielonego czosnku, ½ łyżeczki (2 ml) soli koszernej
- ½ łyżeczki (2 ml) czarnego pieprzu
- 8 krótkich szpikulców (namoczonych w wodzie, jeśli są drewniane lub bambusowe)

PRZYGOTOWANIE

1. Szaszłyki to moje ulubione danie, gdy ludzie wracają do domu, aby cieszyć się nieformalnym letnim grillem. Możesz przygotować je wcześniej lub pozwolić gościom je przygotować. Ponieważ pieką się w mgnieniu oka, nie musisz zajmować się grillem, podczas gdy Twoi goście będą się dobrze bawić.
2. Pokrój każdą pierś kurczaka na osiem lub dziesięć kawałków podobnej wielkości i włóż je do szklanej miski. Umyj pieczarki i usuń ich nóżki. Pokrój cebulę i paprykę na duże kawałki. Włóż wszystko do innej miski.
3. Wymieszaj olej i przyprawy. Wlej połowę mieszanki do każdej miski i dobrze wymieszaj. Wstaw dwie miski do lodówki i marynuj przez dwadzieścia minut.
4. Nabijaj na szpikulce na przemian kurczaka i warzywa. Rozgrzej żelazko do średnio-wysokiej temperatury.
5. Połóż szaszłyki na grillu (lub pod grillem) na około trzy minuty z każdej strony, obracając je tak, aby dobrze się zrumieniły, około
6. Dziesięć lub dwanaście minut w sumie. Sprawdź kurczaka termometrem do natychmiastowego odczytu, aby upewnić się,

że jest dobrze wypieczony (temperatura wewnętrzna powinna wynosić 75 °C).

7. Przenieś szaszłyki w odpowiednie miejsce i podawaj.

9 3. TACKA Z KREWETKAMI I SZPARAGAMI

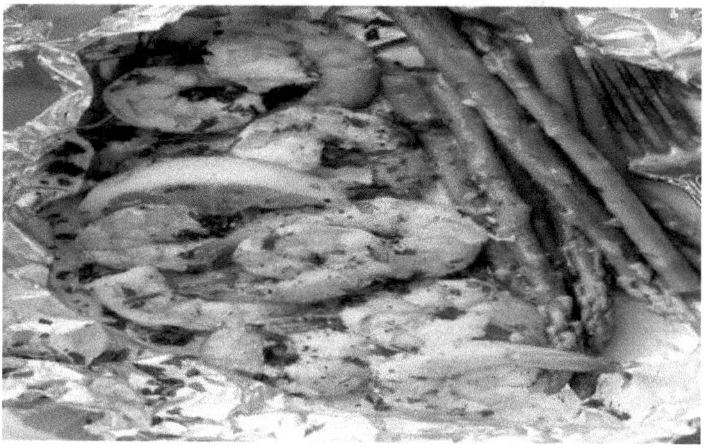

SKŁADNIKI

- 2 łyżki (30 ml) oleju z awokado
- 3 pokrojone ząbki czosnku
- 4 łyżki (60 g) masła
- 1 pęczek szparagów (450 g)
- 2 łyżeczki (10 ml) soli koszernej
- 1 łyżeczka (5 ml) świeżo zmielonego czarnego pieprzu
- 680 g obranych krewetek
- ½ łyżeczki (1-2 ml) posiekanej czerwonej papryki (opcjonalnie) 1 średnia cytryna przekrojona na pół
- 1 szklanka (90 g) startego parmezanu
- 2 łyżki (30 ml) posiekanej świeżej pietruszki (opcjonalnie)

PRZYGOTOWANIE

1. W ogóle nie lubię myć zapiekanek, więc moim sposobem jest przygotowywanie jedzenia w jednym pojemniku. Ponadto to proste danie jest gotowe w mniej niż dwadzieścia minut. Pokochasz je!
2. Rozgrzej piekarnik do 200°C. W małej patelni rozgrzej olej awokado na średnim ogniu. Podsmaż czosnek, aż uwolni aromat i nie zbrązowieje, około trzech minut. Dodaj masło i gotuj, aż zacznie bulgotać. Zdejmij z ognia.
3. Usuń twarde końcówki szparagów i połóż końcówki na blasze do pieczenia. Polej dwie łyżki (30 ml) masła z czosnkiem i obróć je kilka razy, aby dobrze je pokryć. Rozłóż je w jednej warstwie i posyp połową soli i pieprzu. Włóż je do piekarnika na pięć minut, aż będą miękkie i lekko zrumienione.
4. Umieść szparagi w jednej połowie talerza. Umieść krewetki w drugiej połowie. Polej resztę masła z czosnkiem i obróć je, aby dobrze je pokryć. Rozłóż je w jednej warstwie i posyp resztą soli i pieprzu. Dodaj czerwoną paprykę, jeśli używasz. Wyciśnij sok z cytryny na krewetki i pokrój je na ćwiartki. Umieść pokoji między krewetkami.
5. Posyp parmezanem tylko szparagi i wstaw talerz do piekarnika na pięć do ośmiu minut, aż krewetki będą nieprzezroczyste. Posyp krewetki pietruszką, jeśli jej używasz, i podawaj natychmiast.

9 4. KIEŁBASKI Z JARMUŻEM

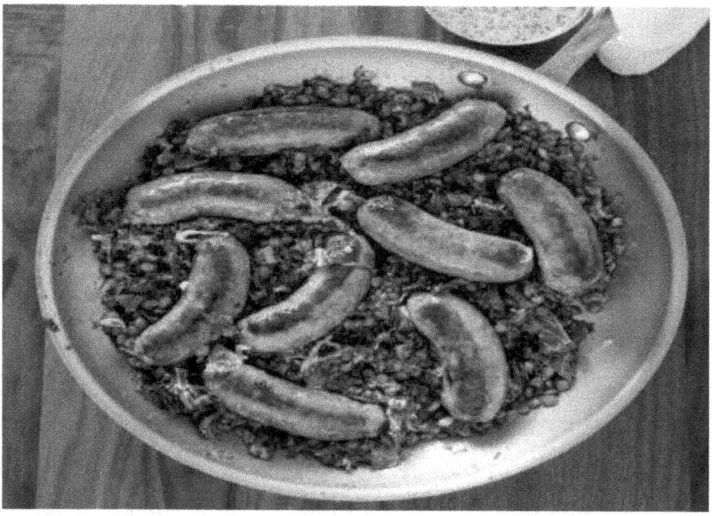

SKŁADNIKI

- 1 pęczek jarmużu dowolnej odmiany
- ½ pokrojonej w kostkę średniej cebuli
- 1 opakowanie kiełbasek z kurczaka
- 2 łyżki (30 ml) oleju kokosowego lub awokado
- 2 łyżki (30 ml) masła
- 8 czystych i pokrojonych w plasterki pieczarek
- 1 łyżeczka (5 ml) soli koszernej
- ½ łyżeczki (2 ml) czarnego pieprzu
- 1 szklanka (250 ml) bulionu z kurczaka (najlepiej domowego)
- ¼ łyżeczki (1 ml) posiekanej czerwonej papryki (opcjonalnie)

PRZYGOTOWANIE

1. Jeśli któryś z Twoich znajomych lub członków rodziny powie, że nie lubi jarmużu, daj mu spróbować tego dania. Ten przepis można dostosować do smaku, dodając pożądane warzywa i dowolny rodzaj kiełbasy. Wypróbuj różne kombinacje, aby zobaczyć, która Ci najbardziej odpowiada. Pamiętaj jednak, aby wybierać kiełbaski, które zawierają wyłącznie czyste składniki, bez dodanego cukru, azotanów itp.
2. Ostrym nożem odetnij grube łodygi jarmużu obecne w częściach liściowych. Pokrój je na kawałki wielkości podobnej do pokrojonej w kostkę cebuli. Pokrój liście jarmużu w cienkie paski.
3. Pokrój kiełbaski na kawałki o długości 2,5 cm. Rozgrzej łyżkę stołową (15 ml) oleju na dużej patelni. Połóż połowę kiełbasek w jednej warstwie i smaż, aż będą złocistobrązowe. Odwróć je i smaż przez dwie minuty z drugiej strony. Wyjmij je i powtórz czynność z drugą połową kiełbasek. Wyjmij je z patelni.
4. Rozgrzej drugą łyżkę (15 ml) oleju na średnim ogniu na patelni. Dodaj cebulę i pokrojone łodygi jarmużu i smaż warzywa przez około pięć minut, aż zaczną mięknąć. Przesuń warzywa na brzeg patelni i rozpuść masło w środku. Dodaj pieczarki i smaż je przez kilka minut. Dodaj sól i pieprz. Dobrze wymieszaj.

5. Dodaj liście jarmużu i wymieszaj wszystko. Smaż przez trzy do pięciu minut, aż liście będą miękkie. Włóż kiełbaski z powrotem do patelni wraz z bulionem i posiekaną czerwoną papryką, jeśli używasz. Podnieś trochę ogień. Gdy płyn zacznie wrzeć, zmniejsz ogień i poczekaj, aż prawie wszystko wyparuje. Spróbuj i dodaj soli, jeśli to konieczne. Podawaj od razu.

9 5. PIECZONY ŁOSOŚ Z AIOLI

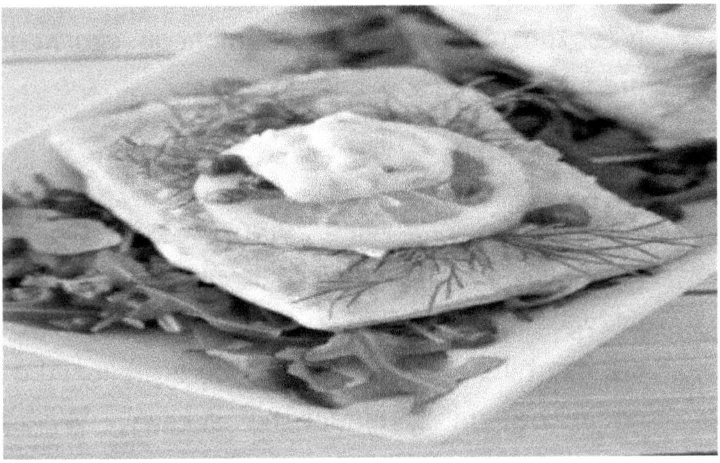

KOPERKOWYM

SKŁADNIKI

- 4 filety z łososia ze skórą, każdy o wadze ok. 170 g
- łyżka (7,5 ml) oleju z awokado Skórka otarta z ½ dużej cytryny
- Sól koszerna
- Świeżo zmielony czarny pieprz

Alioli spadnie

- ½ szklanki (120 ml) majonezu Primal Kitchen lub innego majonezu odpowiedniego do diety paleolitycznej
- 2 małe pokrojone ząbki czosnku
- 2 łyżeczki (15 ml) świeżo wyciśniętego soku z cytryny

- 1 łyżka (15 ml) posiekanego świeżego koperku
- łyżeczka (1 ml) soli koszernej
- łyżeczka (1 ml) świeżo zmielonego czarnego pieprzu skórka z ½ dużej cytryny

PRZYGOTOWANIE

1. Ten filet z łososia pieczony w niskiej temperaturze rozpływa się w ustach. Tak przygotowany łosoś jest dość różowy, więc nie martw się, gdy wyjmiesz go z piekarnika i nadal będzie wyglądał na surowy. Wręcz przeciwnie, będzie to najlepiej przyrządzona ryba, jaką kiedykolwiek jadłeś!
2. Rozgrzej piekarnik do 135°C. Umieść filety z łososia w żeliwnym garnku lub naczyniu do pieczenia. Wymieszaj olej z połową skórki cytrynowej i posmaruj wierzch ryby. Sól i pieprz Piecz łososia przez szesnaście do osiemnastu minut, aż będzie można podzielić go na małe kawałki widelcem.
3. Kiedy łosoś jest w piekarniku, wymieszaj majonez z czosnkiem, skórką i sokiem z cytryny, koperkiem, solą i pieprzem.
4. Podawaj łososia z aioli.

9 6. INDYK I GOŁĄBKI

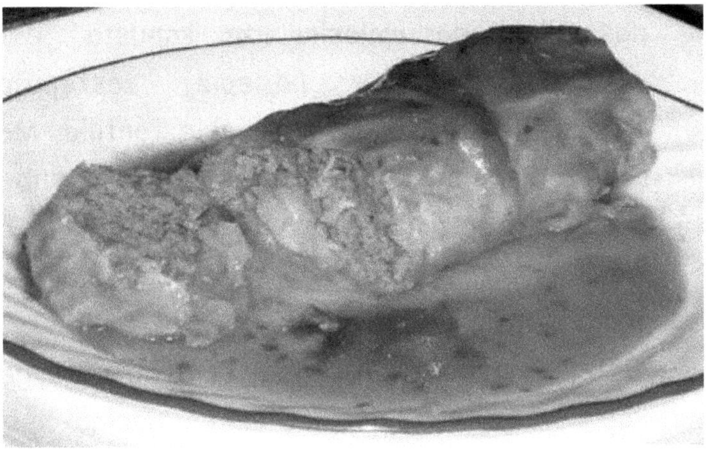

SKŁADNIKI

- 2 liście kapusty, im większe tym lepsze
- 4 plastry dobrej jakości piersi z indyka (bez dodatku cukru, azotynów i innych szkodliwych składników)
- 4 plasterki boczku przepuszczone przez patelnię
- 2 plasterki sera szwajcarskiego przekrojone na pół
- ½ szklanki (120 ml) paleolitycznej surówki

PRZYGOTOWANIE

1. Po eksperymentowaniu z różnymi opcjami doszedłem do wniosku, że kapusta jest składnikiem, który najlepiej zastępuje płaskie pieczywo i meksykańskie tortille. Ma bardzo łagodny smak, a jej duże i grube liście bardzo dobrze trzymają nadzienie. Ta kanapka jest nieco skomplikowana w jedzeniu, ale jest świetna.
2. Ostrym nożem usuń grubą, centralną łodygę kapusty (możesz musieć lekko naciąć liść, pozostawiając go w kształcie serca).
3. Na środku każdego liścia ułóż dwa plasterki indyka, dwa plasterki bekonu i dwa półplasterki sera, pozostawiając margines na brzegach. Łyżką nałóż $\frac{1}{4}$ szklanki (60 ml) surówki na każdy liść, blisko góry (z dala od końca łodygi).
4. Zaczynając od góry, owiń surówkę czubkiem liścia i zwiń kanapkę. Złóż brzegi jak burrito. Zamknij rolkę dwoma pałeczkami i przekrój na pół, aby podać.

9 7. CHRUPIĄCA SAŁATKA Z TUŃCZYKA

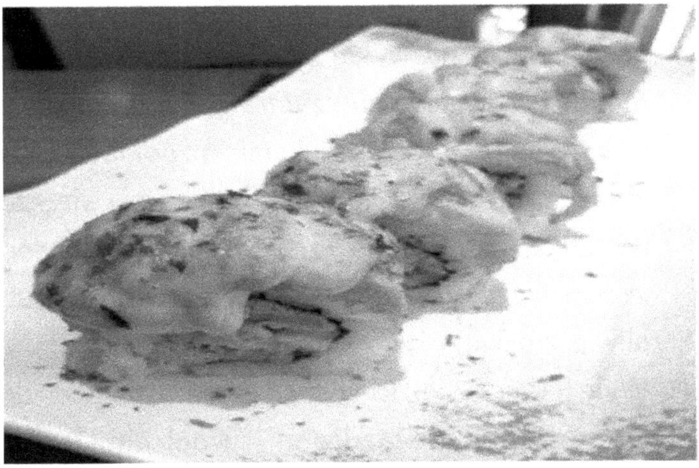

SKŁADNIKI

- 2 puszki tuńczyka po 140 g każda (nie odsączać)
- ½ szklanki (120 ml) majonezu Primal Kitchen lub innego majonezu odpowiedniego do diety paleolitycznej
- 2 łyżki (30 ml) odsączonych kaparów
- 1 pokrojona w kostkę łodyga selera
- 1 mała marchewka pokrojona w kostkę
- 4 pokrojone w kostkę rzodkiewki
- Sól i pieprz do smaku
- szklanka (60 g) migdałów filetowanych 2 łyżki (15 g) nasion słonecznika

PRZYGOTOWANIE

1. Inny pomysł na wykorzystanie liści kapusty. Możesz również cieszyć się tą sałatką z warzywami, z plasterkami rzodkiewki, z chipsami z ogórka lub samą. Upewnij się, że wybierasz tuńczyka złowionego w sposób zrównoważony i zapakowanego w wodzie lub oliwie z oliwek.
2. Wylej tuńczyka do miski razem z płynem do konserwowania. Rozdrobnij widelcem. Dodaj majonez, kapary, seler, marchewki i rzodkiewki. Spróbuj soli i pieprzu.
3. Posiekaj migdały nożem szefa kuchni. Tuż przed podaniem dodaj je do sałatki z tuńczyka i posyp wszystko pestkami słonecznika.

9 8 . Kurczak faszerowany opuncją

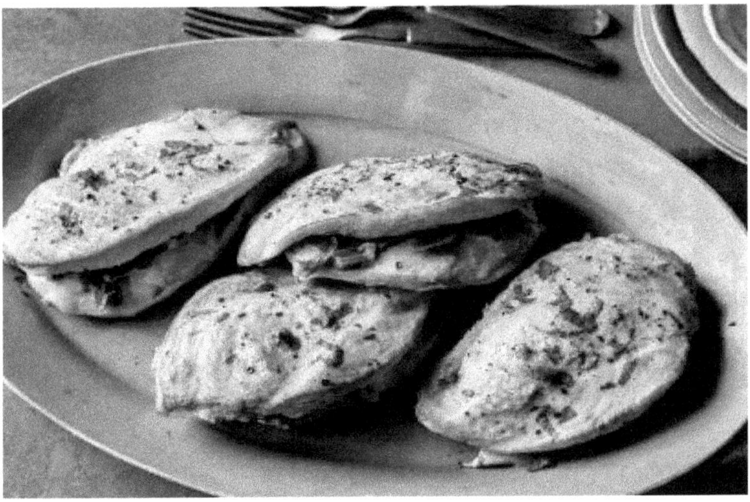

SKŁADNIKI

- 1 łyżka oleju
- 1/2 szklanki białej cebuli, pokrojonej w filety
- 1 szklanka opuncji, pokrojonej w paski i ugotowanej
- dość soli
- dość oregano
- dość pieprzu
- 4 piersi kurczaka, spłaszczone
- 1 szklanka startego sera Oaxaca
- 1 łyżka oleju do sosu
- 3 ząbki czosnku, posiekane, do sosu
- 1 biała cebula pokrojona w ósemki do sosu

- 6 pomidorów pokrojonych w ćwiartki do sosu582
- 1/4 szklanki świeżej kolendry, świeżej, do sosu
- 4 papryczki guajillo do sosu
- 1 łyżka ziela angielskiego do sosu
- 1 szklanka bulionu z kurczaka, do sosu
- 1 szczypta soli do sosu

PRZYGOTOWANIE

6. Do farszu rozgrzej patelnię na średnim ogniu z olejem, smaż cebulę z opuncjami, aż przestaną puszczać ślinę, dopraw do smaku solą, pieprzem i oregano. Rezerwacja.
7. Na desce połóż piersi kurczaka, nadziewane opuncją i serem Oaxaca, zwiń, dopraw solą, pieprzem i odrobiną oregano. W razie potrzeby zabezpiecz wykałaczką.
8. Rozgrzej grilla na wysokim ogniu i piecz roladki z kurczaka, aż będą upieczone. Pokrój roladki i odstaw na gorąco.
9. Do sosu rozgrzej patelnię z olejem na średnim ogniu, smaż czosnek z cebulą, aż uzyskasz złoty kolor, dodaj pomidora, kolendrę, chili guajillo, ziele angielskie,

nasiona kolendry. Gotuj przez 10 minut, zalej bulionem z kurczaka, dopraw solą i gotuj przez kolejne 10 minut. Lekko ostudź.

10. Zmiksuj sos, aż uzyskasz jednolitą mieszankę. Podawaj na talerzu jako lustro, połóż kurczaka na wierzchu i delektuj się.

9 9. Mini Mięsna Zapiekanka Z Boczkiem

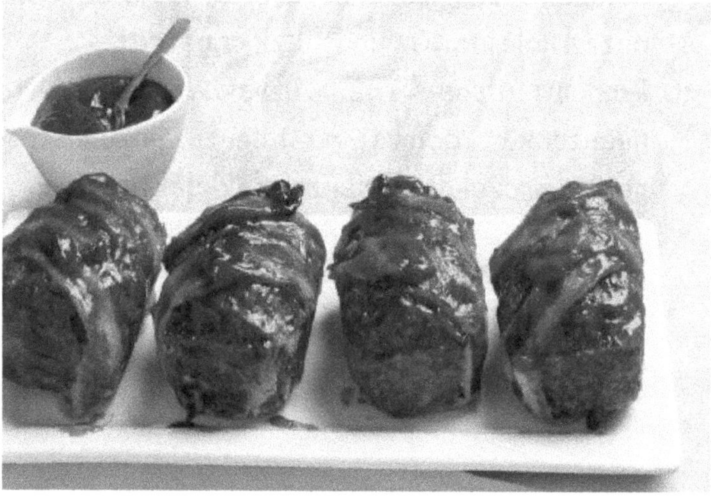

SKŁADNIKI

- 1 kilogram mielonej wołowiny
- 1/2 szklanki zmielonego chleba
- 1 jajko
- 1 szklanka cebuli, drobno posiekanej
- 2 łyżki czosnku, drobno posiekanego
- 4 łyżki ketchupu
- 1 łyżka musztardy
- 2 łyżeczki natki pietruszki, drobno posiekanej
- dość soli
- dość pieprzu
- 12 plasterków boczku
- wystarczająco dużo sosu ketchupowego, aby polakierować

- wystarczająco dużo pietruszki do dekoracji

PRZYGOTOWANIE

6. Rozgrzej piekarnik do 180°C.
7. W misce wymieszaj mieloną wołowinę z bułką tartą, jajkiem, cebulą, czosnkiem, ketchupem, musztardą, pietruszką, solą i pieprzem.
8. Weź około 150 g mieszanki mięsnej i uformuj ją w okrągły kształt za pomocą rąk. Owiń boczkiem i umieść na natłuszczonej blasze do ciastek lub woskowanym papierze. Posmaruj wierzch babeczek i boczku ketchupem.
9. Piecz przez 15 minut lub do momentu, aż mięso będzie upieczone, a boczek złocistobrązowy.
10. Podawać z natką pietruszki, z sałatką i makaronem.

10 0. Siatka z kurczaka z serem

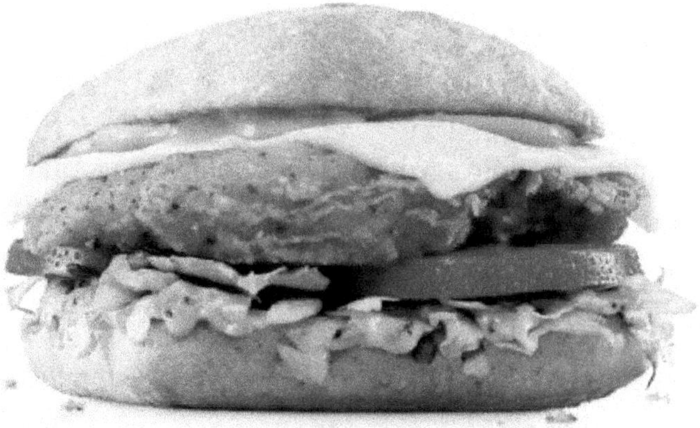

SKŁADNIKI

- 1/2 szklanki pokruszonego chorizo
- 1/2 szklanki boczku, posiekanego
- 2 łyżki czosnku, drobno posiekanego
- 1 czerwona cebula, pokrojona w kawałki
- 2 piersi z kurczaka, bez skóry, bez kości, pokrojone w kostkę
- 1 szklanka pieczarek, filetowanych
- 1 żółta papryka, pokrojona w kawałki
- 1 czerwona papryka, pokrojona w kawałki
- 1 papryka, pomarańcza pokrojona w kawałki
- 1 dynia pokrojona w półksiężyce
- 1 szczypta soli i pieprzu
- 1 szklanka startego sera Manchego
- do smaku tortilli kukurydzianych, do podania

- do smaku sosu, do towarzyszenia
- o smaku cytryny, dołączony do

PRZYGOTOWANIE

4. Rozgrzej patelnię na średnim ogniu i smaż chorizo i boczek, aż będą złocistobrązowe. Dodaj czosnek i cebulę i smaż, aż będą przezroczyste. Dodaj kurczaka, dopraw solą i pieprzem i smaż, aż będą złocistobrązowe.
5. Gdy kurczak jest już ugotowany, dodawaj warzywa jedno po drugim, gotując przez kilka minut przed dodaniem następnych. Na koniec dodaj ser i gotuj jeszcze 5 minut, aż się rozpuści, dopraw do smaku.
6. Podawać bardzo gorące z tortillą kukurydzianą, salsą i cytryną.

WNIOSEK

Diety niskotłuszczowe są uważane za popularną metodę odchudzania.

Jednak diety niskowęglowodanowe wiążą się z większą utratą wagi w krótkim okresie, zwiększoną utratą tkanki tłuszczowej, mniejszym uczuciem głodu i lepszą kontrolą poziomu cukru we krwi.

Chociaż potrzeba więcej badań na temat długoterminowych efektów każdej z diet, to już te, które dowodzą, że diety niskowęglowodanowe mogą być równie skuteczne w odchudzaniu, jak diety niskotłuszczowe, a ponadto mogą oferować szereg dodatkowych korzyści dla zdrowia.

Niezależnie od tego, czy wybierzesz dietę niskowęglowodanową czy niskotłuszczową, pamiętaj, że utrzymanie stałego sposobu żywienia jest jednym z najważniejszych czynników sukcesu zarówno w odchudzaniu, jak i utrzymaniu ogólnego stanu zdrowia.

Milton Keynes UK
Ingram Content Group UK Ltd.
UKHW022028131124
451149UK00013B/1348

9 781836 871651